ろう者のがん闘病体験談

川渕一江×江木洋子×寺嶋久枝×寺嶋幸司×金井一弘

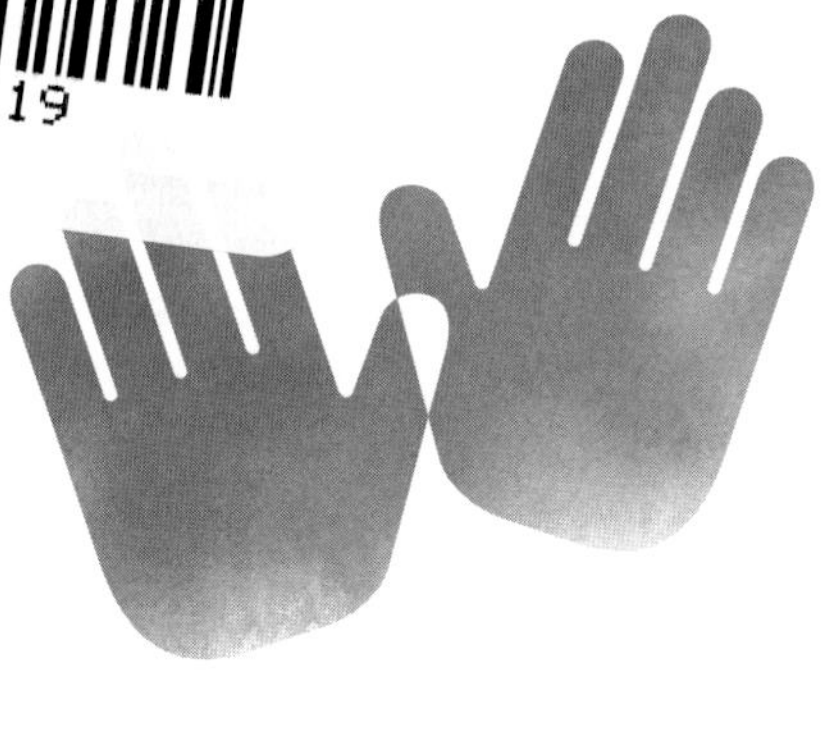

SEIKOSHA

もくじ

はじめに 5
ろうの患者として不便を感じたこと 10
ろう者へのがん情報提供のありかた 19
医療通訳について 26
ろうの患者としての工夫 41
体験記を公表することへの思い 48
手術室にも手話通訳者が必要 52
医療通訳者が病院に常駐するシステムをつくる 57
ろう者にとっての保険とお金の問題 64

ろう者の独特な文化　70
情報をもつことの大切さ　77

資料
聴覚障がい者来院時の対応マニュアル（市立伊丹病院）　80
聴覚障がい者の対応について（市立伊丹病院）　82
聴覚障がい者への対応で心に留めておきたいこと（市立伊丹病院）　82
川淵一江のミニ写真集「オカン　乳がん闘病記」より　86
参加者プロフィール　89

参加者（敬称略）

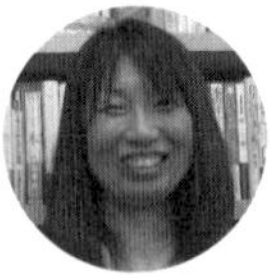

川淵 一江：ろう者で乳がん闘病者

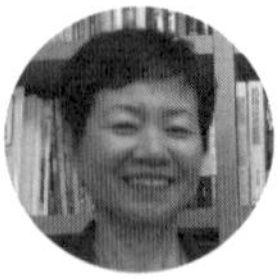

江木 洋子：川淵さんの通訳

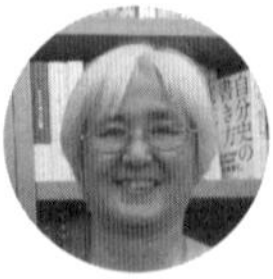

寺嶋 久枝：ろう者で乳がん闘病者

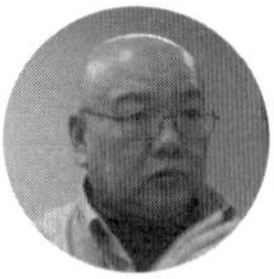

寺嶋 幸司：寺嶋さんの夫で通訳

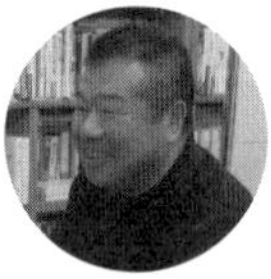

金井 一弘：司会者。星湖舎代表

はじめに

金井　お二人ともろう者であり、そして乳がんにかかって現在闘病中ということですね。いろいろとお話をお伺いしたいのですが、まずは川淵さんから。がんが見つかったのはいつですか。

川淵　五年前で、左胸です。

実は二十九年前、私の母親も乳がんにかかりました。いつか私も、もしかしたらがんになるかなというふうに覚悟はしていたんですけど、たまたま胸を触った時にしこりがあり、もしかしたらがんかなと思いました。すぐ江木さんにメールして、どうしようかと相談したら、早く病院に行きなさいって江木さんから返事があったので病院に行ったわけです。

やっぱりがんと告知を受けました。お母さんと同じなので想像はつきました。私が診てもらっているのは市立伊丹病院です。そこには手話通訳者がいて、ろうの母親も以前すごくお世話になったことがあり、私もそこで診てもらいたいと思い行きました。通訳者もついてくれてさまざまなサポートを受けることができたので、とても気持ちが楽になりました。

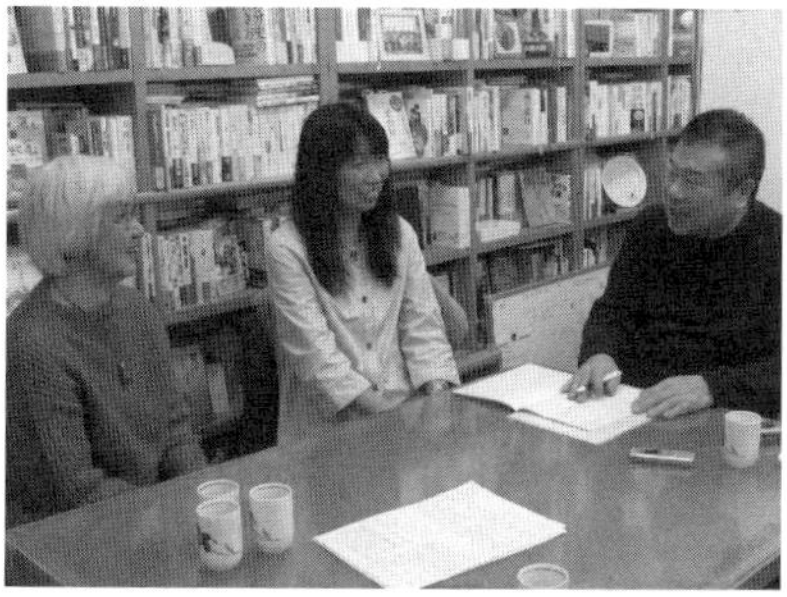

金井　お父様もお母様もろうの方とお聞きしているんですけど。

川淵　はい、そうです。

金井　ステージ*（二十頁参照）はどれくらいでしたか。

川淵　ステージはⅠか、Ⅱか忘れましたが、トリプルネガティブ*でした。一部、温存*（八頁参照）で手術しました。

金井　その後、抗がん剤治療や放射線療法*をされましたか。

川淵　どちらもやりました。今は薬なしで、経過観察のみになっています。

金井　見つかった当時のご家族の構成は？

川淵　ろうの主人と、中学二年生と小学六年生の二人の聞こえる息子がいました。

金井　お仕事は何をされていましたか。

トリプルネガティブ乳がん

乳がんのタイプのひとつ。ホルモン療法や、HER2を標的とした分子標的薬は使わず、抗がん剤治療を行います。乳がん全体の約十〜十五％を占めます。

がんの三大治療法

・手術療法

がんの病巣を切除し、その臓器の周辺組織やリンパ節に転移があれば、一緒に切り取る手術療法。早期のがんや、ある程度進行しているがんでも切除可能な状態であれば、積極的に行われます。

・化学（薬物）療法

おもに抗がん剤によってがん細胞を死滅させたり、増殖を抑え

川淵　大阪の銀行に勤めていました。治療中は仕事を休んでいました。最初は放射線治療だけという説明があったので、すぐに復帰できるのかなと思っていましたが、手術してとった組織の検査結果からやっぱり抗がん剤治療をしないといけないと言われました。それで、一年間、お休みをとりました。

金井　そうですか。寺嶋さんはおいくつの時に病気が見つかりましたか。

寺嶋　七年前ですね。今（二〇一七年）、五十六歳なので四十九歳の時です。がんにかかっていることに全然気がつかなくて、たまたまドラマなんかでね、がんのテレビをよく観て、自分はがんだというのは全然思わなかったんですけども、顔色が悪いよということは言われていました。たまたま、主人が胸を触った時にしこりがあるよということで、病院に行くことを勧められたんですが、私はそんなことは絶対ないと思って行かなかったんですね。

乳腺炎かなというふうに思ったんですけども、主人からいつになったら行くのって怒られて覚悟を決めて行きました。一週間ぐらいして行ってみようということで、行ったらがんの可能性があると言われて。マンモグラフィー*でも調べましたが、小さい病院では無理だということで、先生が市民病院を紹介してくださいました。枚方の市民病院の先生と親しかったので、すぐに連絡をしてくださって。

たりする治療方法。抗がん剤の投与方法は点滴や注射、内服です。血液を通して全身をめぐるため、ごく小さな転移にも効果があるとされています。

・放射線療法
がんの病巣部に放射線を照射して、がん細胞を死滅させる局所療法。治療前の検査技術や照射方法の進歩により、がんの大きさや位置を正確に測り、集中的に照射することが可能になり効果が上がっています。

マンモグラフィー
乳房専用のレントゲン検査で、圧迫板で乳房をはさみ、薄く引き延ばして撮影します。最も精そっちへ行って調べて生検*もしたんですけど、非常に苦しかったというか痛かったですね。最終的に先生のほうからはっきりとがんですねということを言われてすごくショックでした。右側でした。先生からの説明で、今すぐに切ってほしいと言われたんですけど、どうするか悩みました。すぐには決心がつかず、一日一日と日がたちました。結局、十一月に手術をするということで、一ヶ月以上先なのでどうなるんだろうと不安でしたけど、手術自体は成功しました。全摘*ということで、リンパも取りました。

金井　その後、抗がん剤もされましたか。

寺嶋　はい、すごくしんどかったです。三ヶ月間ずっと抗がん剤治療を受けたんですけど、吐き気もするしご飯も食べられないし、すごく気持ち悪かったです。六ヶ月たって薬も変わってきました。薬の量も五百ccとかだったかな、ちょっと減ってきて、それもすごく苦しかったんですね、気持ち悪くなるし。

それが終わってやっと手術後、仕事にも復帰しました。星ヶ丘の医療センターの経理事務ですが、二〇一〇年の一月に仕事復帰しました。前年の十一月に手術をしての復帰なんですけども、そこに就職したのが、がんだとわかるちょっと前だったんですね。入社してがんになり入院しないといけないということで辞めさせられるんじゃないかなと思いました。でも休職扱いにし

度の高い検査方法と考えられています。

生検
生体から組織切片などをとって行う病理組織学的検査。がんなどの確定診断、あるいは疾病の予後判定をするために必要不可欠なもの。

全摘
胸の筋肉は残して乳房を全て切除する手術療法。

乳房温存療法
病巣とその周りを部分的に取り除く手術療法。

ていただけて復帰し、それから今までそこに勤めています。病院だったから、理解があったのかなと思います。

今も薬は飲んでいます。今年で七年目ですけど、あと三年の間はやっぱり不安だなと思っています。

金井　お仕事につかれてすぐにかかったんですね？

寺嶋　そうではなく、たまたま採用が決まった時で働き始める前にがんがわかって、どうしよう、採用取り消しになるか、延期にしてもらえるのかどうだろうと思いました。ハローワークの職員に、「実はがんであるのがわかったのですが」という相談をしたら、ハローワークのほうから電話をしていただいて、採用はそのままで仕事を始めるのを延ばしましょうということになり、入院できました。

一月に退院をして、仕事に就きました。その後通院しながら抗がん剤治療を受けました。職場の医療センターに説明して入社した後、上司に「通院して抗がん剤治療を受けるので、休みが増えるかもしれません」という話もしました。迷惑をかけないようにできるだけ頑張って仕事しますと言いながら、通勤しました。脱毛するから帽子をかぶっても良いかという話もし、本当はだめですが説明して納得してもらい、パンダナも巻いて行きました。こ

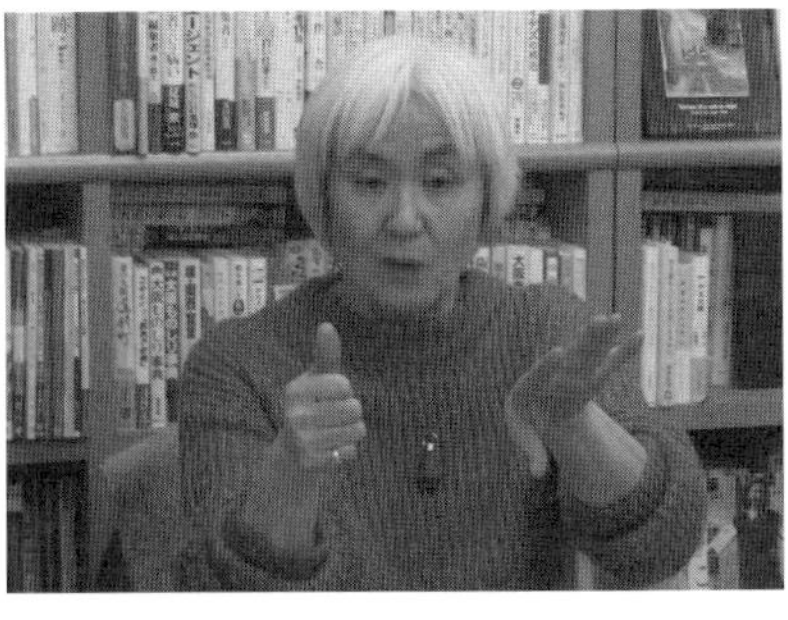

のように説明はちゃんとして、職場には納得してもらいました。

金井　がん患者の就職というのは非常に社会的な問題になっているなかで、その職場というのはすごく理解があったんですね。

寺嶋　そうですね。病院の事務だから、許可してもらえたのかなと思います。他の会社だったらもしかしたらダメだったかもしれません。

金井　見つかった時のご家族の構成を教えてください。

寺嶋　主人と私の二人です。あと、実家の母に言うかどうか悩みましたが、結局、手術をする直前ぐらいに言いました。母もかなりショックを受けていたようです。

ろうの患者として不便を感じたこと

金井　特に今日お聞きしたいと思うのは、ろう者として、がんにかかった時にまず困ったこと。例えば病院の対応とか医療通訳*の問題とか家族との関わりとか、情報収集とか。ふつうの健聴者と比べてちょっと我々は困ったなということがあったら、いろいろとお聞かせいただきたいと思っています。どうでしょうか。

寺嶋　そうですね、健聴者の場合、情報がいっぱいありますよね。普段から情報がそれなりにあったりしますけど、私は全然わからなかったし、まさか自分ががんになるなんて想像もしてなかったです。その時に例えばお医者さんだとか医療者とのコミュニケーションをどうしたら良いんだろうと不安でしたけども、たまたま主人が手話*ができるのでスムーズに行えました。

もしそういうことがなければ、ちゃんとできたんだろうか、特に手術の時でも医師や看護師はマスクをかけていますよね。だから「麻酔をします」と言われても、それがどういうことなのかわからない。マスクをかけたままじゃわからない。私が「すみません、マスクを外してください」と言うと、「ああ、わかりました」ということで外していただけましたが。

事前の説明の時もいろいろと話はしていて、その時に、「私は聞こえないので、すみませんけどもマスクは外してください」と言ったんです。それで理解はしていただいていたと思ったんですけども、手術の時には筆談*する紙もなくマスクもつけたままで、マスクを外してもらってようやく口を見て何

医療通訳
医療現場において、ろうの患者のために手話通訳を行うこと。または、それを行う人（音声言語についても同じ）。

手話
ろう者が用いる視覚的言語。

筆談
口や手話で話す代わりに、互いに文字を書いて意思を伝え合うこと。

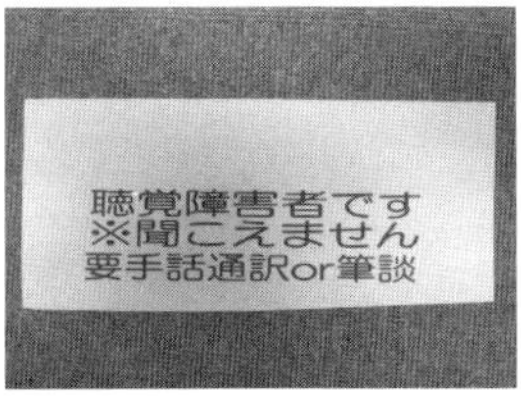
聴覚障害者です
※聞こえません
要手話通訳or筆談

を言っているかわかるという状態でした。「三、二、一で目をつぶってください、三、二、一と数えてくださいね」と言われてストンと麻酔が効いたんですけども。

その後、目が覚めた時に誰もいないところで自分は呼吸器をつけていて、外したい、苦しいけども、ナースコールで呼んでも、看護師さんは手話ができないし、どうやって言えば良いんだろうと思いながら、一生懸命ナースコールを押し続けました。看護師さんが来て「苦しい苦しい、これ外してほしい」と言ったけども、向こうが、私が何を言っているのかが理解できないで、ようやく筆談をしてわかるという状態だったんです。「もうすぐ外れますから我慢してください」という状態でそのまま朝になって、ようやく呼吸器を外せました。コミュニケーションがすごく不便でしたね。

一番失敗したなと思うのは血液検査の時の針ですね。マスクをしたまま説明していて口が読めないので、「マスクを外してください」と言うんですけども、なかなかわかってもらえなかった。ようやく外してもらったけど、そうしたら説明もなくただ「刺しますよ」だけで注射を射されたということがありました。

透明なマスクにしてほしいとは思うんですけど、それは無理なのかな。その辺が、やっぱり不便だったなと思います。病院でマスクをするのは当たり前ですけども、口が見えないというのは、やっぱり一番しんどかった。看護

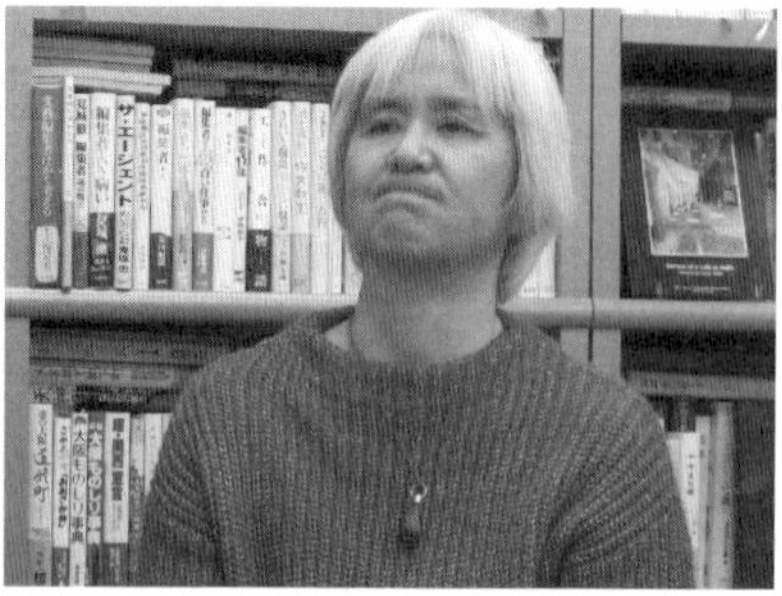

師さんやお医者さんもできたら手話ができると良いなと思いますし、通訳がすぐに呼べるような状態だったら良いなと思います。お医者さんが忙しいのはわかります。だから、例えばパッと見てわかるような筆談の機械があるとか、モニターにパパパッと字が出るとか、そんな形があれば良いですけども、そういうのもないので不便です。

二つめは、朝ご飯。病院でご飯ありますよね。聞こえないので、のんびりしていたら急にご飯がやって来る。「ご飯の時、始めますというアナウンスをしてほしい」と言ったのですが、その辺が難しくて、急にご飯が目の前に現れるということがありました。ある時、「すみませんが、朝の準備をしますという風に紙に書いてください」と伝えたところ、その後は紙に書いたものを出してくれるようになりました。たまたま入院されていた隣の方と仲良くなり、その方は聞こえる人だったので「朝ご飯が来るよ」と教えてくれるようになって、すごく助かりました。

病室でね、お二人仲の良い人ができて、助けてもらったということもありました。

それと、主人の通訳がなかったら本当にどうなっていたんだろうというのも思います。例えば診察の時も突然通訳のいないところで何か言われてもわからない、全然通じないという状態になってしまうんですよね。そういうことがたくさんありました。

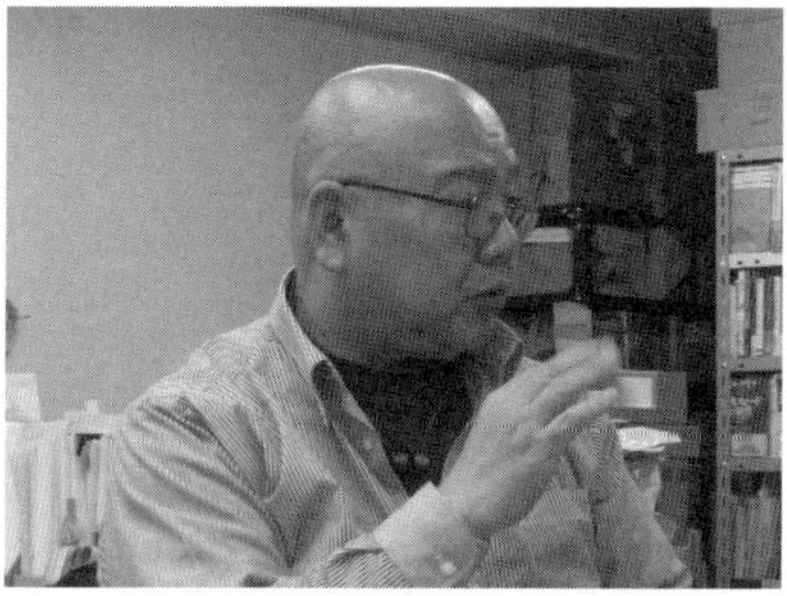

金井　医者はどんな態度でした？　もう弱ったな、弱ったなというふうな感じでしたか。

寺嶋　理解あるお医者さんもいて、その人は口形*が読みやすい人でした。女性の方で筆談もしてくれたので助かりました。

金井　なるほど。

寺嶋　手術の前の説明なんかもあらかじめ、いついつ説明しますじゃなくて、突然先生が来て、手術の説明をします。急に説明されるとなると通訳がいないし、ちょうどその時に主人がたまたまいたので通訳はしてもらいましたけど。もしもいなかったら説明というのもちゃんとわからないでしょうし、たぶん「これ読んでおいてください」だけになったのじゃないのかなと思います。読んでもわからないですからね。たまたま主人がいたので説明にも質問することができましたが、いなかったらそれはできなかったと思います。

それに、いちばんわからなかったのは、朝九時に先生が来るんですね。回診で来るんですが、ぞろぞろと来るので、何があるのかわからない感じなんですね。そのなかの一人が説明してくれるんですが、全員がいっせいにしゃべると、誰を見て良いのかわからなかったです。またぞろぞろと帰っていっ

口形
人の口の形や、口もとの様子。手話は、読話の場合、口形は重要となります。

た後で、説明をしてもらってようやくわかったということがありました。回診の時、前もって質問内容を書くなどの形で準備してほしいなと思いました。詳しいことを書いてほしいのですが、その辺りがありません。たまたま主人がいた時には、手話でその内容を伝えてもらったけど、いない時は「書いてください」と言っても、相手のほうに「面倒だ」という思いがあるので、すごく簡単な説明で終わることが多かったです。その辺の対応はバラバラでしたね。

金井　入院したり、大きな病気をしたりしたのは初めてでしたか。

寺嶋　がんの一年前に腎臓結石にかかって、腹腔鏡*で手術をして取りました。その時も、説明をちょっと書いて渡されて終わりでした。全然、意味がわからないということがよくありました。詳しい説明をしてもらえたら良いのですが、「終わりです、帰ってください」などといった程度の伝達しかなかったです。

寺嶋(夫)　先生も、手術の説明はいきなり来て、いきなり始めます。夕方の五時ぐらいに急に来る場合などは、通訳を呼んでいる暇がありません。理解が足りないままに手術を受けざるを得ないこともあります。

通訳は誰のために必要なのかという話をするのですが、インフォームドコン

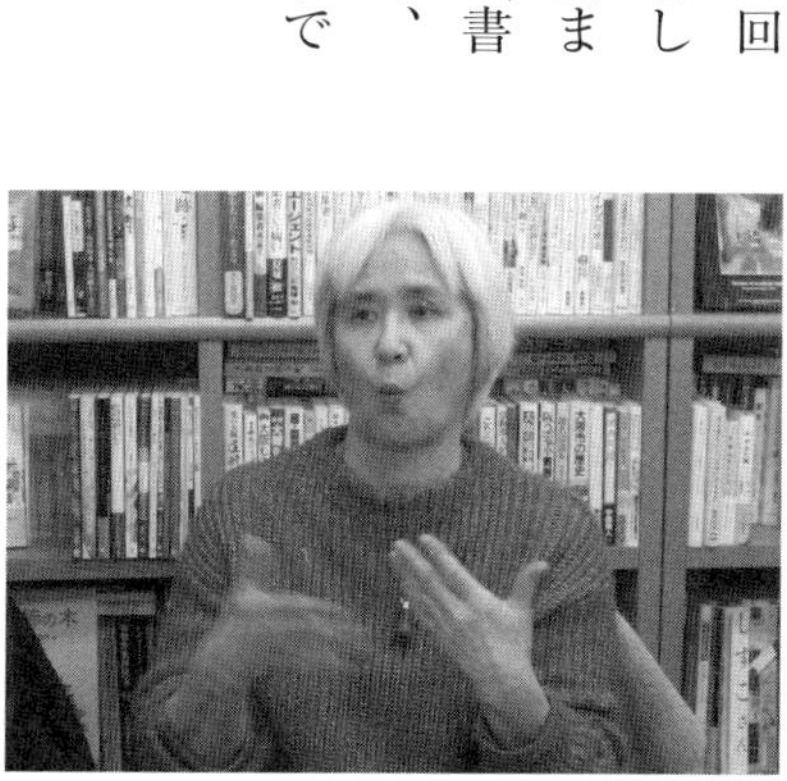

腹腔鏡
内視鏡の一種で、おなかの内部を観察するために用いるカメラのような器具。おなかの皮膚に小さな孔を開け、そこから差し込んで行う手術のことを腹腔鏡下手術と呼び、おなかに開けた数ヶ所の小さな孔から手術操作の器具も挿入して行います。

セント*など、医療者のほうが自分の仕事を進めるために通訳が必要だというように理解をしてもらうと、通訳の使い方がわかってくるのかなと思います。

金井　先生から突然、「明日手術しますね」と言われて、わからないまま「納得しました」と先生に言ったことはありますか。

寺嶋　お医者さんや看護師さんが急に来て通訳がいない状態で、「ここにサインしてください」と言われ、「これはなんですか」と聞くんですが、簡単な説明だけで、細かく教えてくれないままに「判子を押してください」と言われたことはあります。

寺嶋夫　先生が忙しいので、「明日の五時から説明をします」と言っていても、結局五時に来ない。それで通訳が帰った後で、先生が来て「遅くなってごめんね。今から説明を始めるね」ということもあったりします。

金井　川淵さんはどうですか。

川淵　私は恵まれすぎているかなと思います。看護師として市立伊丹病院で働いていた江木さんが、病院側にろう者について理解を得られるように説明して

インフォームドコンセント
手術などに際して、医師が病状や治療方針をわかりやすく説明し、患者の同意を得ること。

くださったので、医師や医療従事者の人たちはマスクを取ってくれるし助かりました。

寺嶋さんと同じような困ったというか面倒ごとはなかったのですけども、先生の説明があった時に「がんの抗がん剤を受けますか、どうしましょうか」ということを、私に投げかけて来たのです。私は情報がないしどうしたら良いんだろう、私が決めないといけないの、どうしたら良いのかなと困ってしまって。はっきり「受けなさい」と言ってくれたほうがむしろ良いのに。先生はどうしますかと選択を私に委ねて来て不安になりました。

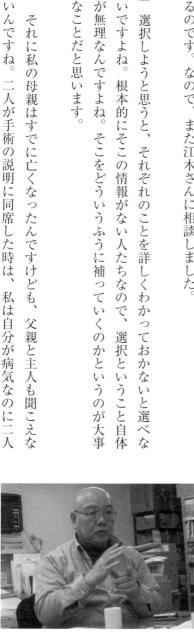

聴者の場合は、選択肢をいろいろ広げられて選択することはできるかもわかりませんけど、ろう者というのは、はっきり言われたほうがむしろ安心するのです。なので、また江木さんに相談しました。

寺嶋(夫)　選択しようと思うと、それぞれのことを詳しくわかっておかないと選べないですよね。根本的にそこの情報がない人たちなので、選択ということ自体が無理なんですよね。そこをどういうふうに補っていくのかというのが大事なことだと思います。

川淵　それに私の母親はすでに亡くなったんですけども、父親と主人も聞こえないんですね。二人が手術の説明に同席した時は、私は自分が病気なのに二人

とも私にいろいろ聞いてくるんですね。父親にも主人にも説明しないといけないというのがしんどかったです。イライラしましたね。二人とも日本語が苦手なので、手話通訳はあったのですがもう一度確認の意味で、私に解説を求めて来ました。それで、術前・術後の説明をもう一度二人に手話で解説する羽目になりました。一生懸命内容を私が手話で説明しないといけなかったです。父親も主人も「意味がわからない」というので、細かく手話で解説しました。それから叔父夫婦、つまり母親の弟夫婦なんですが、叔父夫婦も聞こえないんですね。私ががんになったのに、自分のがんのことをその都度手話で説明しないといけないのがしんどかったです。

寺嶋　親類のろう者に、自分の病気の説明をしないといけないという状態になるのですね。

川淵　しょっちゅう来ますよね、ろう者の人が。その度に通訳の人がいるわけではないので、結局自分が手話で説明をしないといけないというのが大変でした。父親の場合は、私ががんだとわかった時にまず最初に何を聞いて来たかというと、「あなたはすぐ死ぬのか、生きられるのかどっちか」という言葉でした。そこから説明しないといけなかったのです。

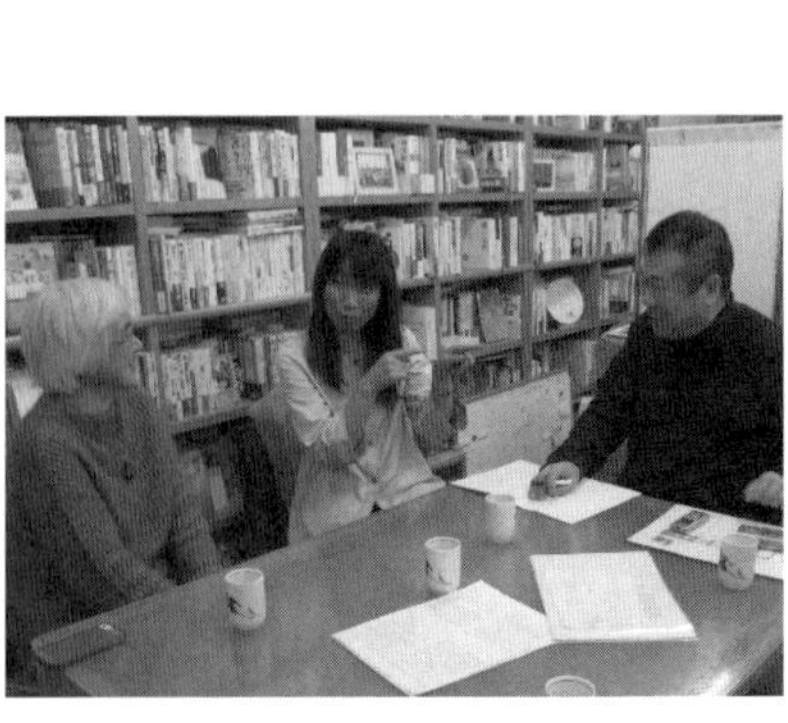

金井　お医者さんは江木さんを通して川淵さんに説明し、川淵さんは、お医者さんに対する質問は江木さんを通して聞くので、すべての情報を知るわけですよね。ただご両親とかろうの友達とかが来た場合は、全部川淵さんご自身が対応しないといけなかったということなんですよね。それは大変ですよね。同じことを毎回説明しないといけませんからね。

川淵　私もそんなにたくさん情報をもっているわけではないので、説明できないところはありました。

江木　ろう者の場合は、はっきり言いますからね。回りくどい言い方はしないです。無責任ではなくて心配して言ってるんです。「死ぬんか」「大丈夫か」って、そういう言い方をするんですね。

ろう者へのがん情報提供のありかた

金井　健聴者における緩和ケア*というのは、ろうの人に対してはちょっと展開できない現状かなとは思いますね。

緩和ケア
がん患者は、痛み、倦怠感などのさまざまな身体的症状や、落ち込み、悲しみなどの精神的な苦痛を経験します。緩和ケアとは、これら身体的・精神的な苦痛をやわらげるためのケアです。

寺嶋　そうですね。健聴者に対する説明のしかただと、ろう者には理解しにくいだろうなと思います。もしステージ*Ⅱと言われら、聞こえる人の場合はこの程度かなと想像できるじゃないですか。聞こえない人の場合、ステージとは何であるかというところから説明が必要になるし、Ⅱとは重いのか軽いのか、という説明も必要になって来ますね。

例えば、末期ですね、ホスピス*とかありますよね。そういうところはどこを選んだら良いのかとなると全然わからないですし、在宅でやるほうが良いのかとか、ホスピス、ターミナル*に入ったほうが良いのかとかいうのもわからないです。そこをどうやって選んだら良いのか、情報もないので難しい。家族がいない、夫婦だけという場合、帰るところがなくなるでしょうし、ホスピスが良いのか在宅が良いのか、そのまま入院し続けるのか、三つ方法があるのかもしれませんけど、そこを選ぶというのはろう者には難しいのかなと思います。

情報の差っていう意味ではろう者が選ぶのは難しいというのはわかるし、聞こえる人もなかなかそれを選ぶっていうのは難しい。どっちが良いっていうのは決められない。

私はがんに関する知識がまったくなかったんですね。そういう意味でお医者さんに質問をしても上手く伝わらなかったりとかがありました。インターネットや本で調べることがほとんどで、それでようやくこういうことなんだ

ステージ
がんは進行度に応じて、基本的にステージ０（がんの種類によって０がないこともあります）～Ⅳまでの五段階に分類されます。病状が進行するにしたがってステージⅠ、Ⅱ……と上がっていきます。

ホスピス
死を目前にした患者の身体的ならびに感情的な苦しみを緩和する目的でつくられた療養所や病院。

ターミナル
ターミナルとは終末期を表す言葉。ターミナルケアとは、余命わずかな患者に対して、基本的

とわかっていった感じです。でも、難しいことばかり書いてあって、私もそんなに文章の読解力が高くないので困りました。そんな時に、たまたま入院した際の隣のベッドの聞こえる人が同じ乳がんで、その人にいろいろと説明をしてもらってわかるようになりました。その人はわかりやすい説明をしてくれたし、筆談もしてくれました。

金井　どんな説明をしてもらいましたか。

寺嶋　がんって一種類だけだと思っていましたが、いろんな種類があることです。骨とかに転移*した場合にどうなるのかとか、そういうこともあるのだと知りました。ステージⅠ、Ⅱ、Ⅲ、Ⅳというのがあることも知りませんでした。簡単に治るものだと思っていました。

金井　寺嶋さんも治療の選択で迷ったんですね。

寺嶋　本当は最初、手術をしたくなかったんですね。でも、手術をして明るく生きている方もたくさんいたので、手術をしようと決めました。

金井　話が逸れるかもしれませんが、私、闘病記をたくさん集めて読んでいます

に延命措置を行わず、痛みや不快な症状の緩和ケアが中心となります。身体・精神的な苦痛を伴わずに本人らしく生きるためのサポートをしながら、最期を迎えられるようにします。

転移
がん細胞は増殖して血管網などをつくって病巣を広げていく力をもっています。このがん細胞が、リンパ液や血液の流れに乗って、あるいは腹腔内にばらまかれる形で、他の組織や器官に飛び火することを転移と言います。

けども、最近はとにかくもう患者がね、どんどん知識をもって医者の言うまま じゃなく、自分なりのがんに対する治療法を判断していくのがベストだというふうな社会的な動きになっています。健聴者でもなかなか本当に情報を集めるのは大変でしょうけども、今のお話ではろう者の世界では全然追いついていないないなと思いますね。

江木　健聴者の人たちはたぶん、医学書を読んでいない人でも、テレビなど、いろんなところから情報が入って来ますね。だから、ろう者と比べていろんな知識をもっていると思います。また、ろう者は医学書を読むとなっても、文章を理解するというのがなかなか難しい人が多いですね。

寺嶋(夫)　元々、日本語の文章を読むのが苦手な人が多い。僕らから見ると、英語の文章を読んで知識を得なさい、と言っているのと似たような部分がありま す。入院した時に説明書をもらっても読める人は良いですが、読めない人や読んでも理解できない人というのは大変ですよね。もっとわかりやすい文章であるとか、短い箇条書きであったりとか、絵を入れてあったりとかいうような資料があったら良いですけど。

私も父親が認知症になったり、母親が脳梗塞になったりした時に、インターネットで調べましたけど、そこに載っているのは日本語なんですよね。やっぱり日本語が苦手な人には、僕らが英語を読むのと同じレベルでの理解だったりします。

江木 そうですね、健聴者は、「がんです」と告白されたら、病気のことをネットや本などでいろいろと調べて勉強ができます。調べたうえで、次の診察を受けることができます。そうできる人がたぶん、ろう者の場合は少ないと思います。わからないまま、どうしようということで診察を受けて、「どうしますか」と聞かれても、「わからない」という状況なのかなと思いますね。

情報はたくさんあるけど、本を読んでも詳しく内容をつかめない。テレビは図に示す場合がありますが、ネットを見ても文章ばかりですから、納得できるまでの理解は難しい面がある。ろう者でも解読できる人は大丈夫だと思いますが。読めても、内容をつかめない人がいると思います。

寺嶋(夫) 僕がまだ手話を始めて一年ぐらいだった高校生のころ、手話サークルに行くと、よく、ろうの人が「なあなあ」って呼ぶんです。日本語対応のたどたどしい手話で、「何?」と聞くと、ＦＡＸをぱっと見せて、「これは何て書いてあるの」と聞かれるんです。それで、ＦＡＸを読みながら手話で説明すると、「わかった、ちょっと待ってて、返事を書くから」と。そして、一生懸命に日本語で返事を書いて、「これを読んでおかしかったら変えてほし

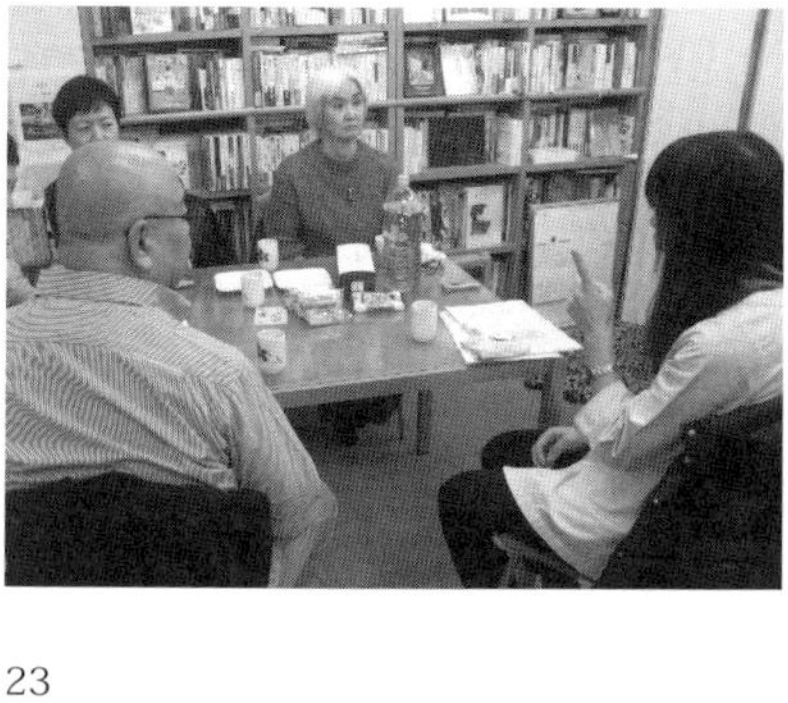

い」と紙を渡されます。ここはどんな意味かと聞きながら文章を添削してあげて「はい」と渡したら、「ありがとう、帰ったらＦＡＸするわ」ということでした。

金井　若い方でもやはりそうなんですか。

江木　友達に若いろうの人がいますが、病気になって、病気のことを知りたくて、ネットで調べました。でも、調べるための検索の言葉をどう検索したら良いのだろうかというところから始まります。私なら、例えば、乳がん、ホルモンというように検索の言葉を入れることができますが、そういう言葉を検索できない人が、どうしたら良いのかと相談に来られたことがありました。健聴者でも英語で調べようと思ったら難しいですよね。それと同じことではないでしょうか。

川淵　実際、通訳がいなかったら、ＤＶＤで手話の動画を撮って見るほうが良いかな。病院から渡された説明の文章なんですけど、帰ってお父さんと主人に、手話で解説を私がしました。患者の私がしないといけなかったのはとても大変でつらかったんです。そんな時に病気の内容を手話で解説してくれるＤＶＤがあれば良いのに。

金井　それをＤＶＤにするとなると、個々にちょっとずつ違うＤＶＤをつくっておくというのは難しいですよね。なかなか大変なことになるかなという気がしますけど、どうでしょうか。

江木　通訳してもらってその時に動画を録って、それを観せたら良いのかなと思います。川淵さんには病院からの説明書を全部手話で説明しました。手術の説明もしました。高齢のろう者のなかには文字が十分理解できない人がいるので、字幕と手話通訳つきのＤＶＤという方法があれば良いと思います。

川淵　手術などは主人の同意が必要なのですが、それも主人にきちんと手話で説明しないといけないので、前日に江木さんから聞いた内容を手話で説明しました。

金井　そうですか。それは大変ですね。

川淵　ただ私の母親がそういう経験をして、その流れを見て来ているので、ある程度予想はついているし、それはほかの人と違っていたのかなと思います。あと、ある友達の紹介で、東京で乳がんにかかったろうの人に会いました。その人にいろんな情報を教えてもらったというのが、気持ちのうえで助けになり、支えにもなりました。彼女は、東京で講演活動もしている人です。

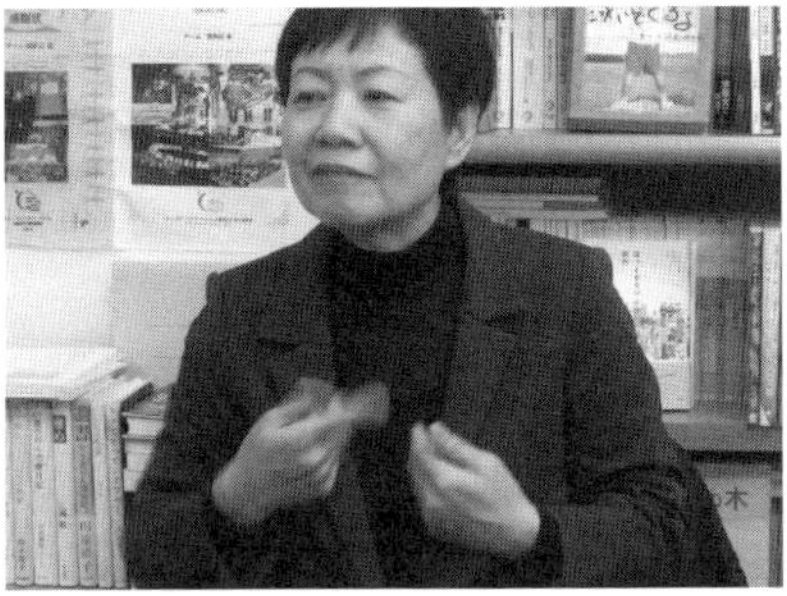

金井　どんな情報が一番役に立ちましたか。

川淵　いろいろと乳がんについて細かく教わりました。乳がんはひとつだけと思っていましたが、いろいろなタイプの乳がんがあるということを教えてもらいました。あとは生活について。抗がん剤治療を受けている時は、サラダなどの生の食事はだめだとか、お日様に当たったらシミになりやすいとか、そういう情報も役立ちました。
病院でも説明はありましたが、細かいところまでは聞きづらかったのですが、彼女は細かいところまで教えてくれました。彼女の家に一泊して、いろいろと聞いて情報を得ました。

寺嶋　手話で教えてもらえるのは良いですね。

医療通訳について

金井　川淵さんのお母様が最初に病気になられた時は大変だったと思うのですが、何か娘さんとして覚えていることはありますか。

川淵　私はまだ学生だったので、ほとんど状況がわからなかったですね、高校三年生だったかな。

江木　私が病院で手話通訳を始めたのは川淵さんのお母さんがきっかけなんです。手話サークルを立ち上げたり、院内で手話の通訳に行くようになりました。川淵さんのお母さんが初めて診察に来た時に「通訳をしてほしい」と言ったんですね。たぶん今までのろうの人は黙って、通訳がいるとはいわずに我慢して書いてもらったりとか、わからないままという状態だったと思うんですけど、お母さんは、「通訳が必要、筆談ではなくて通訳をしてほしい」と言ったので、私も「通訳します」とはっきり言えました。

病院側の人たちも、通訳することで患者さんの言っていることがわかるし、細かいニュアンスが通じるので、通訳にはいてもらったほうが良いと言ってもらえました。通訳が必要だということが少しずつ院内に広がっていって、理解してもらったという経緯です。

川淵さんのお母さんが入院された時、私は内科病棟の主任でした。お母さんの病気は婦人科でした。そこで、常に手話通訳ができるために婦人科の患者さんを私が所属していた内科病棟でも入院ができるように、上司（師長）が主治医に交渉してくれました。婦人科の患者さんは婦人科病棟に入院することになっていましたが、内科病棟に入ることを了解してくれました。病棟

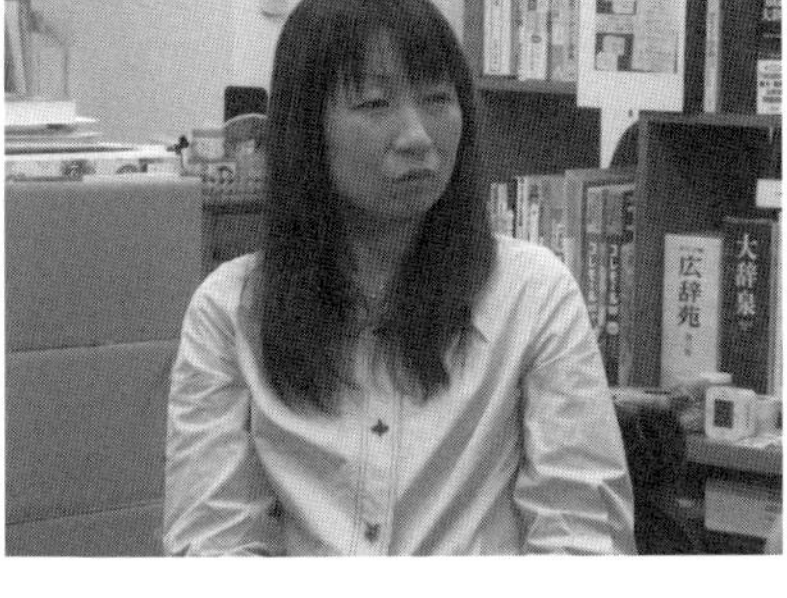

の看護師も理解してくれて少しずつ手話ができるようになっていきました。川淵さんのお母さんが要望したことで私たちが応えることができたと思います。

もし黙って我慢していたら、私たちも動けなかったかもわかりません。川淵さんのお母さんが手話通訳が必要だと言ってくれたので私も周りに言えて、理解してもらえた。そして川淵さんのお母さんがわからないことがあったら、すぐに聞くことができる状況をつくりあげていけたと思います。

寺嶋　江木さんも先生方への啓発とかでいろいろと動かれたと思うんですけど。

江木　通訳していただけです。そうですね、以前、川淵さんが息子さんの診察に来た時に通訳をしたのですが、その際に採血、尿の検査の結果待ちになりました。私は他の仕事もありますので、「検査結果の説明がある時にまた呼んでください」ってお願いして病棟にもどりました。

ところが、なかなかお呼びがかからないのでおかしい、そろそろ結果が出ているはずなのにと思って診察室へ行ったら、もう診察が終わっていました。川淵さんがしょぼんと診察室の前で待っていました。「終わったの」と聞いたら、「先生の説明があったけど終わったって言われただけで。今は会計待ちです」と言うので、どうしてと思って、「それで良いのですか、あなたはそれで納得できたの」と聞いたら、「納得できません」と。「あなたが納得できないって言わないといけないんじゃないの。それは必要なことなんじゃないの」と聞いたら、彼女、「ごめんなさい。急に診察室に呼び入れられたので」と言うのです。

それで、連絡を頼んだ看護師さんに「どうして呼んでくれなかったの」と聞いたら、「医師がいらんって言うたから」と言うことでした。医師に直接会って「通訳は必要ではないですか」と言うと、「説明だけだから簡単だし」との返事。「先生は説明だけで良いかもわからないけど、患者さんはどうなるんですか。患者さんもなんか言いたいことがあるかもわからない、先生言いっぱなしで終わりですか。もう一度診察をしてください」と頼み、再度診察をしてもらうことになりました。

そうしたらやっぱり彼女、いろいろと質問があったのです。診察が終わってから、「患者としてもいろいろ聞きたいことがあるんですよ。先生が言うだけで終わりという診察なんておかしいと思います」と言ったからか、次回からは必ず連絡してもらえるようになりました。

医師には何度も説得や説明をしました。わかったと言う医師もいれば、「なんで通訳がいるの」と言う医師もいました。そういうことが啓発のひとつになったのかもと思います。

寺嶋　別に通訳いらんから書いたらわかるでしょうって言う先生もいて。

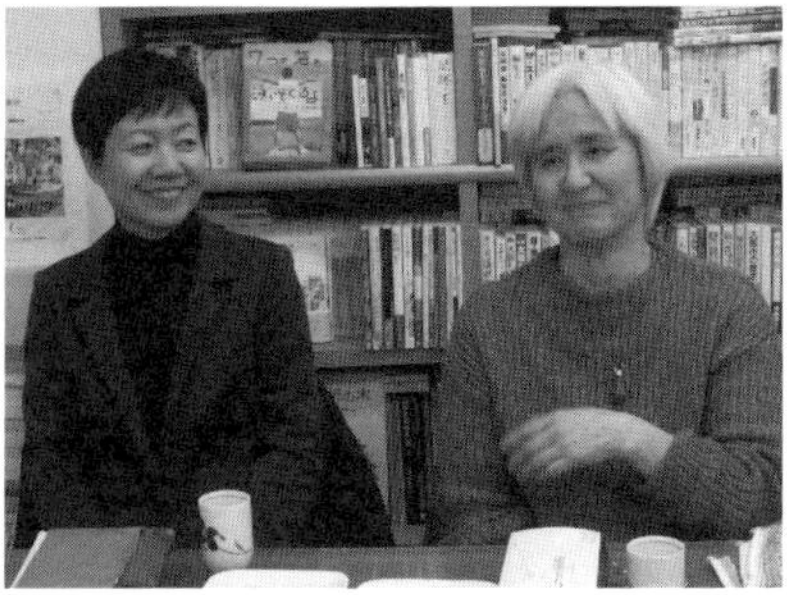

江木　書いて伝えたら良いだろうと言う医師が多くいます。そうじゃないっていう説明を、うるさいかもわかりませんがしていました。

寺嶋(夫)　僕も病院の通訳によく行くんだけど、先生が「あと説明頼むね」って言われることがあります。それは僕の仕事じゃないので、先生にお願いしますって言って、細かいことを説明してもらったりしています。それと、ろう者は先生が偉い人って思うから言えないということが多いようです。「言えないのなら代わりに僕が質問して良い?」とか言います。「僕がわからないから質問するよ」とか。

江木　ろう者のほとんどが、医師にははっきり言えないっていうことが多いです。手話通訳が終わってから、家に帰ってからもう一回説明してほしいというようなことが多いですね。

寺嶋(夫)　会計待ちの時に、いろいろ質問されることもあります。

江木　やっぱり通訳者の人が勝手に質問もできないですし、医師に言えないことが多いので、自分で医師にどういうことですかって聞くのが一番大事なことなんだと思いますけど。

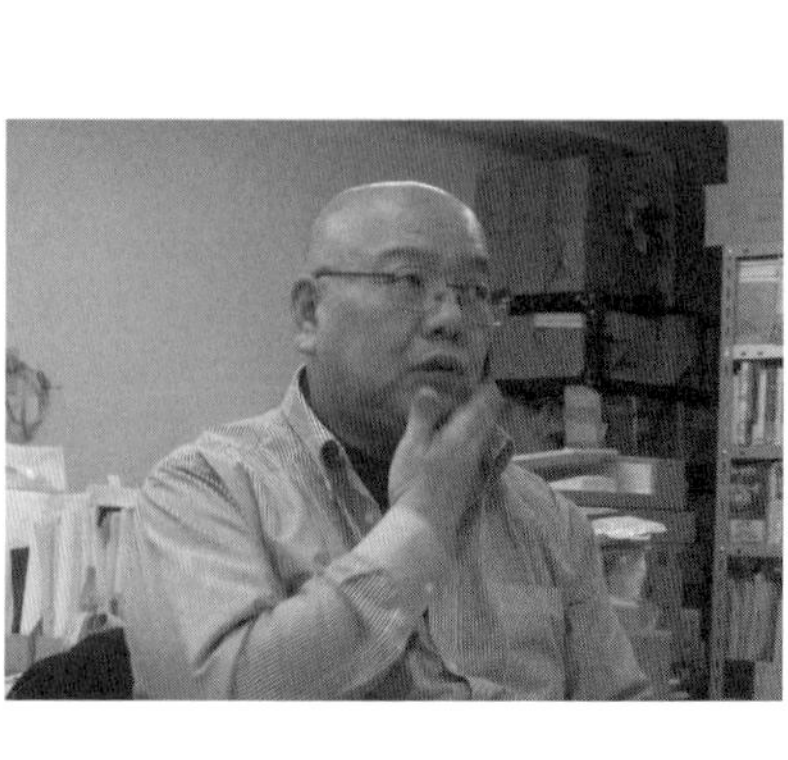

川淵さんはけっこう言うほうなのにね、それでも遠慮してしょぼんと座っていました（笑）。

金井　市立伊丹病院には他のろうの人も来ますよね。風邪をひいたとか、がん検診とかで来た場合、どういうふうな対応をしていますか。特に困ったことはありますか。

江木　そうですね、ずいぶん前になるんですけど、発見がやっぱり遅れたっていうのはありました。

検診に行かない人が多いです。まず病院に行くという時に手話通訳をお願いしないとだめでしょう。一人で行くのは大変だ、通訳者を依頼しても上手く通じなかった、また、通訳者が誰かに言ってしまわないかという気持ちもあり、なかなか受診に行こうというところまでにはならないみたいです。

寺嶋　今、ちょっと思ったのですが、ろうの人には「がんイコール死ぬ」というイメージがあって、検診に行って、「あなたはがんです」と言われたら、私は死ぬんだとなって死刑宣告されるような気持ちになるところがあるのかもしれません。

江木　手遅れで亡くなったろう者を二人、経験しました。診察で来た時にはすでに治療の方法がない状態でした。また、家族にろう者がいた場合は、その人たちへのサポートもしました。末期の状態を家族の者がどう支えたら良いかわからないと言っていました、家族へのサポートも必要ですよね。

金井　そういう時は実際どうするんですか。

江木　傍にいてあげるのが一番良いのだと話しました。ろうの人は、はっきり白か黒かの人が多いですので、余命宣告を医師から言ってもらった時には、その間にどういうことをしてあげたらよいかという話をします。看護師ですから言えたのもありますが、そうすることで少しずつ理解でき、自分はどうしたらいいのか、久しぶりに友達を呼んであげようとか、そういう時間をもつことが大切だということがわかってくれたこともありましたね。

私は看護師の仕事をしながら通訳をしていました。十年前ぐらいの当時、年間約三百五十件ぐらいかな。しかし看護管理者（部長）になってからは、できなくなりました。

今まで私が続けて来たことを継続させるために、病院で検討してもらい、病院専属の手話通訳を新たに採用してくれました。

金井　医療通訳として市立伊丹病院というのは先進的なほうですか。

寺嶋(夫)　常に病院に通訳者がいるというのは、手話通訳でいうとまだまだ少ないですよね。
外国語の通訳でも、まだまだそんなに多くはないです。病院での外国語の通訳も派遣が多いですね。大阪で常に外国語の通訳を頼めるところですと、りんくう総合医療センターとか大阪大学医学部附属病院があります。

江木　手話通訳者もいますか。

寺嶋(夫)　手話通訳はいないですね。

江木　以前、阪大にも通訳として行きました。

寺嶋(夫)　そうですね。大阪府立の悪性期・総合医療センターや、はびきの医療センター、精神医療センター、国際がんセンター、母子医療センターには一応設置はありますけど。

江木　大阪は設置が増えつつあるみたいですね。

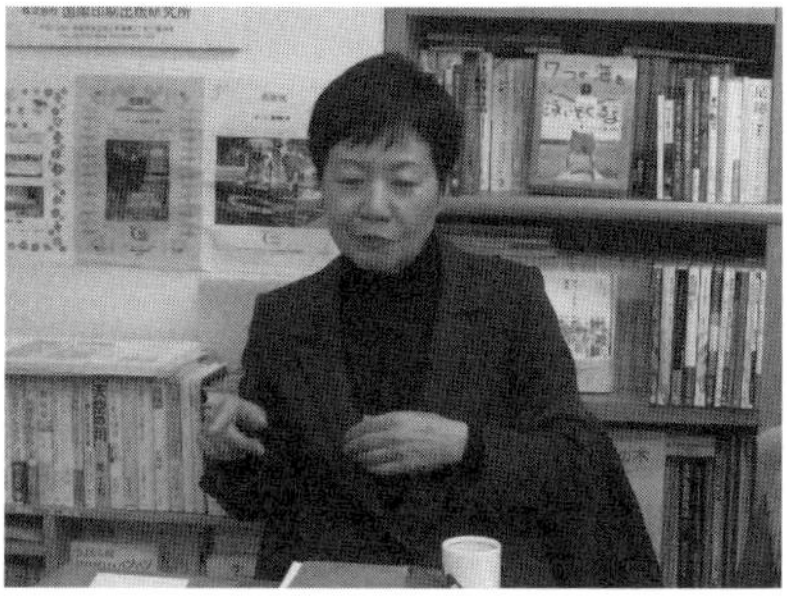

金井　まだまだ手話通訳というのは、医療通訳の分野においては全然普及してないという状況なんですね。志のある方々が病院のなかでは気づいてはいるけど。

寺嶋(夫)　福祉制度としての手話通訳というのが進んでいるので、そういういわゆるコミュニティ通訳*という立場で動いている人が病院の通訳にも行くという状態です。結局、医療の知識というのが足りない状態で通訳をしている。その危機感がまだないというところですかね。

手話通訳者でも一般の通訳では不十分で、私は危険だと思っています。病院に専門の通訳がいたほうが良いし、そういう専門の通訳のほうが説明からちゃんとわかりやすい手話で伝えてくれるので、それが一番良いと思います。

一般の通訳の人に頼むと通じないことがあるし、専門用語なんかもあって、ちゃんと教えてもらえません。指文字*でやられてもわからないですし、その辺でやっぱり、医療のことをわかっている、専門的な知識のある人のほうがわかりやすいです。命に関わることでもありますし、安心して医療を受けることができるほうが良いでしょう。

金井　実際に、一般の通訳を連れて行って困ったことなどはありましたか。

コミュニティ通訳
ろう者が行政窓口や警察、学校などで必要な手続きやサービスを受けられるための手話通訳。

指文字
手の形を文字言語に対応させた視覚言語のひとつ。手話にない単語や人名・地名、固有名詞、新しい言葉などは、指文字を使って一字ずつ表現します。

寺嶋　診察の時に先生が言ったことを、通訳者が伝えないということがありました。言っていることがどうも違うなあという印象があって、その時は通訳者には言わなかったんですけど、通訳者が帰った後に、看護師さんに「どういう意味ですか」と聞いてようやくわかったということがありました。

江木　プライバシーの問題もあるのかもわからないですね。派遣を依頼するほうも信頼できる人に来てほしいですね。医療の知識が必要なこと、プライバシーを守ること、やっぱり自分の体のことですから知られたくない気持ちもありますよね。それは、当然のことだと思います。

寺嶋（夫）　本当は設置通訳*がいるんだったら、プライバシーの問題とかもそんなに心配する必要がありません。医療知識の問題も。

江木　いると安心、そうですね。今、市立伊丹病院は通訳件数が一年間で六百件になったと報告されていました。

寺嶋（夫）　通訳がいるということがわかると、そこに来るんでしょうね。琵琶湖病院の藤田先生のところにも北海道からわざわざ来たりとか。

設置通訳
病院の専属で、常にいる通訳者、専任通訳・専従通訳とも言います。

寺嶋　例えば点滴を打っているなどのしんどい状態の時に、通訳来てくださいなんてＦＡＸできないし。

江木　派遣通訳では、すぐ来られない。病院に常駐している通訳者だったら、いつでも来てくれる。安心感もあると思いますね。

寺嶋(夫)　そうなんですよね。制度上、入院中に通訳を依頼するっていうのはすごく難しい。

江木　自分はしんどいのに、筆談しないといけないのはほんとに大変。

寺嶋(夫)　ＦＡＸする方法もないとか。

金井　メールでのやりとりはできないのですか。

寺嶋(夫)　市町村の考え方でね、ＦＡＸでっていうところが多いかな。

江木　今はＦＡＸだけでなくメールという方法もあります。

金井　そうですか。

寺嶋(夫)　病院が通訳を依頼できるというふうになると良いんですけど、福祉制度としては、利用者が呼ばないといけない。いわばろう者が依頼しないといけないというふうになっているので。

江木　もうひとつあります。例えばがんって告知する時に、感情が入り一緒になって通訳者が泣いてしまうことがあります。

寺嶋　ちゃんとプライバシーも考えたりとか、感情的にならずに客観的に通訳をする人が必要なんですけど。

金井　なるほど。

寺嶋　そういうこともあるし、前に友達から聞いたんですけど、病院とは関係ないけど、通訳を呼んだ時に常識外れというかね、ちょっとマナーの悪い人がいて勝手に通訳以外のことを言ってしまう。通訳の立場というのをちゃんと理解できていない、常識外れのことをしてしまう人もいる。やっぱりプライバシーであるとか、考えることが必要だと思いますね。

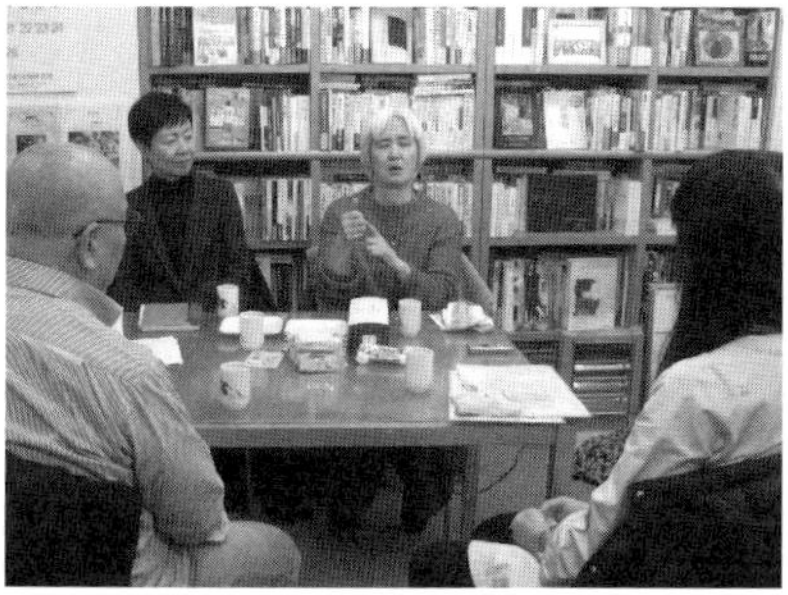

金井　医療通訳は確かに難しいですよね。痛みを表現するにも、痛みの程度というか度合いというかなかなか伝わらないですよね。

寺嶋(夫)　通訳者もちょっと苦しいところがあって、さっきのがんって話、泣いてしまったというのでもそうですけど、やっぱり通訳者も心理的にストレスを抱えてしまう。音声語の医療通訳の場合はきちっと心理カウンセリングを受ける体制をつくっています。でも手話通訳は、そういう心理カウンセリングを受ける状況にまではできていない。

江木　そういう心理的なことっていうのは大事ですよね。

寺嶋(夫)　さっきも話がありましたけども、余命宣告の通訳、僕も三回ぐらいやっていますけど、しんどい。「もう三ヶ月です」と、先生は割と簡単に言って、簡単ではないでしょうけど、通訳として伝える。患者さんは僕のほうを見て、エーッていう状態になる。まざまざと患者さんと向き合わないといけない。

江木　私は看護師の立場でたぶん通訳しているんだと思いますね。その違いはどうしてもあるかもしれません。

寺嶋[夫]　僕もほとんど医療の通訳だけを受けている状態なので、ちょっと考え方を切り替えていますけど。一般の通訳者はその辺りの学習が必要です。

江木　もうひとつ、ろう者のことを理解してくれるということは必要だと思いますね。例えば健聴者の場合、針を刺して、その時に「痛くはないです」と言う先生がいますよね。「大丈夫ですよ」と言いながら針刺したりしますよね。ろう者の場合に「大丈夫ですよ」と先生の言っていることを、痛くて目をつぶっているのをわざわざ目を開けさせて通訳をする人がいます。

例えば私だったら、「目をつぶっといて、すぐ終わるから我慢して」と針を刺す前に言います。医師が「痛いですよ、今から刺しますよ」と言っているのを状況と関係なく言われたら通訳するのではなくて、それはたぶん私が看護の経験上言えるのだと思うんですけど。大丈夫よと言うと、わかったということで、安心して受けるっていうことができます。痛いのを我慢して、目を開けて見ておかないといけないというのはしんどいですね。

寺嶋[夫]　「今から針刺しますよ」って言われて、その都度見て通訳をやっていますね。その時通訳いらないし、すぐに終わりましたけども。

江木　実は、私の両親もろう者です。ろう者に育てられたことで得られた経験か

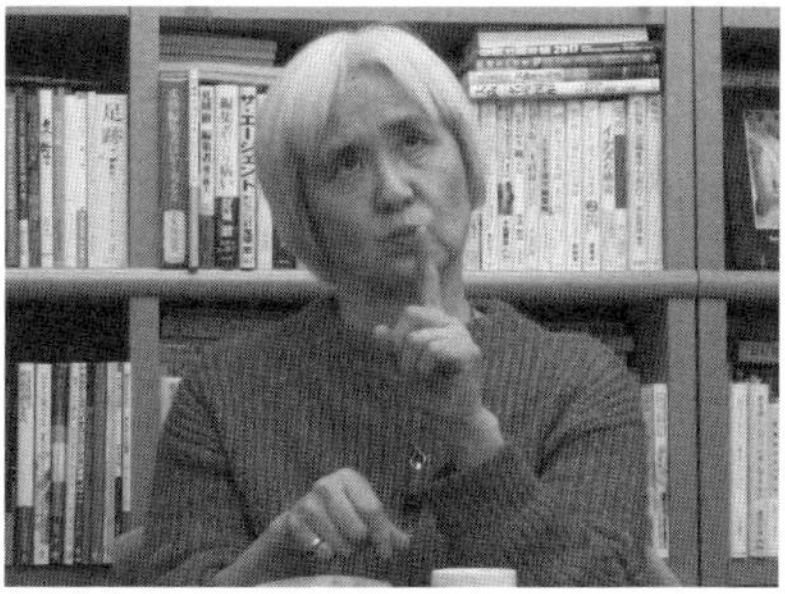

らくるものもあると思います。

寺嶋(夫)　医療通訳でもよく言われるんですけど、文化の翻訳をしないとだめ、手話通訳、手話での医療通訳の場合は、ひとつはろう者の文化の翻訳というのが必要なのと、もうひとつは、医療文化というのがあって、それの翻訳をしないといけない。ろう者に対しては医療文化の翻訳をしないといけないし、先生方に対してはろう者の文化の翻訳をしないといけない。というところが医療通訳に必要な技術とか心構えのひとつ。そこがやっぱりふつうに手話通訳をやっている人にはなかなか難しい。医療文化というところが理解できない。

江木　例えば今からケモ室、化学療法室*に、行きます、と。化学療法室——それをケモというんですけど、ケモ室と言われてもわからなくて。私からこういう部屋ですという説明をして、あ、そうなんだってわかってもらえることができます。医療経験の少ない一般通訳だったら、ケモ室行きますと言われてもわからないこともあると思います。

寺嶋(夫)　そうですよね、一般の通訳さんで、ケモって言われたら。

化学療法室
患者に対し、病院において抗がん剤による治療を行う部屋。

江木　そのままね、通訳してしまうかもわかりません。化学療法室よって言われると、ああなんだと思って行けますね。

ろうの患者としての工夫

寺嶋（夫）　抗がん剤の治療をする時も、抗がん剤の知識というのも通訳者に必要でしょうしね。家内なんかは点滴のなかにアルコールが入っていて、もともとお酒に強いけども、血管に直接だから、フラフラになっていたとか。

寺嶋　二百ccぐらいだったら大丈夫だと思ってしたんですけど、一時間ぐらいかかって終わったら、歩けないぐらいフラフラになりました。坂道を降りて行くんですけど、自分がまっすぐに歩けていないのがわかるぐらい、酔っぱらったような状態になっていたんですね。昼で交通量の多いところだったのですごく怖かった経験があります。飲むのでしたら私はアルコールに強いので大丈夫なんですけども、点滴で血管に直接入るアルコールがあんなにすごいとは思わなかったです。「歩けなくなるので注意してね」という説明があれば良いんですけども、それもないままでした。やっぱりその辺の説明というのはちゃんとあったら良いなと思いました。
点滴が三つあるというのも知りませんでしたし、それに点滴の途中で、トイレに行きたいけど行けない状態にもなるんですね。点滴の吊ってあるのをもってトイレに行くんですけど、扉を上手く開けられなくて、説明も上手く伝わらなくてということで、すごく苦労したこともありました。

川淵　私、自転車で来たって言ったら、自転車はあかんやろって怒られました。

金井　治療の日にですか。

川淵　はい。そうです。わからなかったから自転車で来ました。抗がん剤はアルコールが入っているのでフラフラするそうです。自転車で来るのは危ないと言われました。

寺嶋　私は毎週、行ってました。

江木　毎週行ってた？　川淵さんは、二週間に一回ですね。

川淵　その都度、吐き気とか気分はどうですかと聞かれるのですが、同じ内容を聞かれるのでもう説明するのが面倒くさくなるのです。手話するのでさえしんどくなりました。

それで、日々の記録を書いたもの（四十五頁参照）をつくりました。これを見せたらわかるように。いろいろ聞いてくる質問にも、これを見せるようにしていました。

聞かれる項目がだいたい決まっているので、それを書いて毎日チェックできるようにしたのですね。だいたいお母さんのことを見ていたので、同じようなことだなと思ってつくりました。看護師さんにはこれを見せてよろしくね、というふうにやりすごしました。お母さんももどしたりとか、吐き気があって大変な状態だったので、そんな時に自分の病状のことを訴えるのはしんどかったと言っていました。いっぱい聞かれますしね。

寺嶋　右手に点滴打ってたり、点滴で両手が動けない状態の時とか、面倒くさいですよね。

金井　自主的に日々の記録をつけるなんてすごいですね。

川淵　私は楽をしたかっただけですけど。それと、テレビの影響で乳がんイコール亡くなる、というイメージがあったので、そうではないよ、私は元気よと

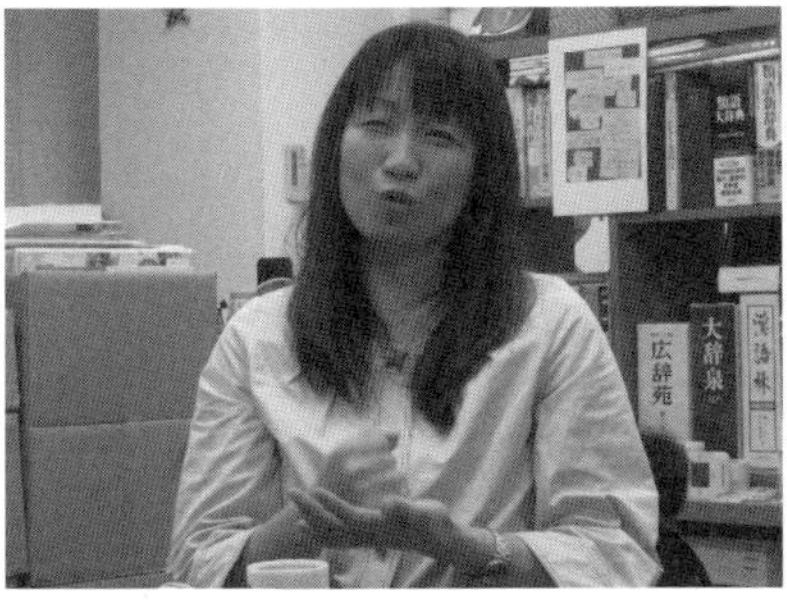

いうことをイメージづけたいなと思ってつけました。

金井　こういうのを見てどうですか。参考になりますよね。

寺嶋　私はこういうのがありませんでした。

川淵　私の場合は母親のことを見ていたので、そういう知識がありました。どんな経過をたどるのかわかっていたから、その違いはあると思います。まったく知らず初めての方とは違うと思います。抗がん剤で赤いの*をしたら大変だったという話も聞いています。

江木　「尿も赤かった」って、言っていましたね。

寺嶋　最後のほうね、赤いのと三つ順番にやっていました。

金井　お二人とも基本的には同じですね。手術をして抗がん剤治療があって、寺嶋さんがもう終わられているということですよね。

寺嶋　そうですね。薬は今、まだ続けています。

赤い抗がん剤
エピルビシン。赤色をした抗がん剤のこと。

FEC①

抗がん剤
最低白血球ライン
3200～3300以上

月/日	4/15	4/16	4/17	4/18	4/19	4/20	4/21	4/22	4/23	4/24	4/25	4/26	4/27	4/28	4/29	4/30	5/1	5/2
曜日	月	火	水	木	金	土	日	月	火	水	木	金	土	日	月	火	水	木
通院予定日	抗がん剤1回目		入院	→				採血				外科外来					外科外来	
体温	37.0	37.0	36.9	36.2	36.0		36.0	36.2		—	36.5	35.9	36.4	36.4	36.4	36.7	36.4	36.3
血圧	110～																	
白血球								78,2[illegible]				1200					1100	
吐き気	○	○	○	○	△	△	△	△	△	△	×	×	×	×	×	×	×	×
嘔吐	②×	②×	×	×	×	×	×	×	×	×	×	△	×	×	×	×	×	×
食欲不振	○	○	○	△	△	×	×	×	×	×	×	×	×	×	×	×	×	×
下痢（便）	[illegible]①	／	／	／	軟①	下①	下①	下②	軟②	軟①	×	軟②	×	×	普①	×	普①	普①
便秘	×	○	○	○	／	／	／	／	／	／	○	×	○	○	×	○	×	×
口内炎	×	×	×	×	×	×	×	×	×	×	×	×	×	×	×	×	×	×
痛み・赤み	×	×	×	×	×	×	×	×	×	×	×	×	×	×	×	×	×	×
しびれ	×	×	×	○	×	×	×	×	×	×	×	×	×	×	×	×	×	×
だるさ	○	○	○	○	△	△	△	×	○	×	×	×	△	×	×	×	×	×
かゆみ	×	×	×	×	×	×	×	○	○	×	×	×	×	×	×	×	×	×
寒気	×	×	×	○	×	×	×	×	×	×	×	×	×	×	×	×	×	×
その他											[illegible]めまい			[illegible]	ほてり			生理①
												アレジオン	アレジオン	アレジオン	アレジオン	アレジオン	アレジオン	アレジオン
胃薬	朝 夜	朝 夜	朝 夜	朝 夜	朝 夜	朝 夜	朝 夜	朝 夜	朝 夜	朝 夜	朝 夜	朝 夜	朝 夜	朝 夜	朝 夜	朝 夜	朝 夜	朝 夜
吐き気止め	イメント	イメント	イメント	イメント					18:00①									
マグミット	朝 昼 夜	朝 昼 夜	朝 昼 夜	朝 昼 夜	朝 昼 夜	朝 昼 夜	朝 昼 夜	朝 昼 夜	朝 昼 夜	朝 昼 夜	朝 昼 夜	朝 昼 夜	朝 昼 夜	朝 昼 夜	朝 昼 夜	朝 昼 夜	朝 昼 夜	朝 昼 夜
下剤				○														
ステロイド	朝 夜	朝 夜	朝 夜	朝 夜	朝 夜	朝 夜	朝 夜	朝 夜	朝 夜	朝 夜	朝 夜	朝 夜	朝 夜	朝 夜	朝 夜	朝 夜	朝 夜	朝 夜
												グリチロン	グリチロン	グリチロン	グリチロン	グリチロン	グリチロン	グリチロン
その他	夜ひどい 吐き気 フラフラ							首にできもの（塗り薬） 体中 赤い点々	21:00～ 寝 とにかく ねむい グリンパン 吐き気止め	かゆみ マシ お腹ゴロゴロ 頭あまり ねつけず	[illegible] 目まい	かゆみ止め 薬 食欲 おうせい	[illegible] めまい	便なし	便普通 たくさん 出た		[illegible] 寝たい	

FEC 抗③　雨　雨

朝コンタクト つけないで 来院

月/日	5/21	5/22	5/23	5/24	5/25	5/26	5/27	5/28	5/29	5/30	5/31	6/1	6/2	6/3	6/4	6/5	6/6	6/7
曜日	火	水	木	金	土	日	月	火	水	木	金	土	日	月	火	水	木	金
通院予定日			眼科				ケモ室			眼科14:00								
体温	36.6	36.4	36.6	36.2	35.2	36.5	36.7	36.5	36.4	36.6	36.1	36.2	36.5					
血圧							113/63											
白血球							4500											
吐き気	×	×	×	×	×	×	○	△	△	◎	△	△	×	△	△	×	×	×
嘔吐	×	×	×	×	×	×	×	×	×	×	×	×	×	×	×	×	×	×
食欲不振	×	×	×	×	×	×	○	△	△	△	△	△	×	×	×	×	×	×
下痢	×	軟①	×	軟①	×	軟①	軟①	×	下痢①	軟①	×	×	×	固①	普①	下①	普①	普①
便秘	○	×	○	×	○	×	×	○	×	×	○	○	○	×	×	×	×	×
口内炎	×	×	×	×	×	×	×	×	×	×	×	×	×	×	×	×	×	×
痛み・赤み	×	×	×	×	×	×	×	×	×	×	×	×	×	×	×	×	×	×
しびれ	×	×	×	×	×	×	×	×	×	×	×	△	×	×	×	×	×	×
だるさ	×	×	×	×	×	×	○	○	○	○	△	○	△	△	△	×	×	×
かゆみ	×	×	×	×	×	×	×	×	×	×	×	×	×	×	×	×	×	×
寒気	×	×	×	×	×	×	×	×	×	×	×	○	×	×	×	×	×	×
その他							胃もたれ めまい	頭痛	ほてり			めまい 胃痛①						
胃薬	朝 夜	朝 夜	朝 夜	朝 夜	朝 夜	朝 夜	朝 夜	朝 夜	朝 夜	朝 夜	朝 夜	朝 夜	朝 夜	朝 夜	朝 夜	朝 夜	朝 夜	朝 夜
吐き気止め							[illegible]	[illegible]	[illegible]	[illegible]	[illegible]	[illegible]						
マグミット	朝 昼 夜	朝 昼 夜	朝 昼 夜	朝 昼 夜	朝 昼 夜	朝 昼 夜	朝 昼 夜	朝 昼 夜	朝 昼 夜	朝 昼 夜	朝 昼 夜	朝 昼 夜	朝 昼 夜	朝 昼 夜	朝 昼 夜	朝 昼 夜	朝 昼 夜	朝 昼 夜
下剤								夜①						夜①				
ステロイド	朝 夜	朝 夜	朝 夜	朝 夜	朝 夜	朝 夜	朝 夜	朝 夜	朝 夜	朝 夜	朝 夜	朝 夜	朝 夜	朝 夜	朝 夜	朝 夜	朝 夜	朝 夜
							メリスロン	イメント	イメント									
その他	体調良	元気 体調良	元気 体調良	元気 体調良 少し出血（生理?）	少し生理 ねむい（前夜）	生理② わりと 元気。	生理② 15:00 軽いめまい（クラクラ） 20:00 軽いめまい 吐き気強 ↓ 0:00	メリスロン 頭痛 生理③ 少し頭痛（うしろ） 吐き気中 10:30 ～ 3:30 ぐっすり	朝下痢 生理④ 夜中1回 おきる 寝た感じ	吐き気 MAX（朝食） 生理⑤ 夜しんどい	吐き気 まし [illegible] 便なし 夜ぐっすり 生理⑥ [illegible]	便なし 昼元気 ↓ 19:00 悪寒と めまいで 早くねた 内科? 生理⑦ [illegible]	便なし 生理 おわり	便なかなか出ず 30分 トイレ ↓ 出血 固いうんち	友人と おしゃべり ↓ つかれた 普通の うんち	下痢	まあまあ	元気
	57.7kg		58.2kg			58.2kg	起床 寒い	ねれた	ない			悪寒有 胃痛なし	57.8kg					

川淵一江が書いた日々の記録

金井　放射線はされなかったんですね。お二人とも。

寺嶋　放射線はなかったです。

川淵　私はしました。ホルモン治療*はしていないです。

寺嶋㊇　うちの家内の場合は、ホルモン治療をずっと今も続けていますね。七年間続けていて今年で終わりだと思っていたのですけど、まだ続けようということで十年間は続くと僕は聞いています。一番心配なのは骨や子宮とかのがんの問題で、その辺が出てこないだろうかと病院検査には行っています。

金井　そうですね、がんは転移というのが心配なんですけど、その辺の知識とかはどうですか、最初からもっていましたか？

寺嶋　いえ、そんなこと全然知らなかったです。手術したらそれで終わりだと思っていたのですけど、五年目の時、先生から転移がおきる可能性はあるからねという詳しい説明を受けて。それはそれで改めてショックでした。
骨への転移とかもあるかもしれないということを聞いて、それがすごく心配というかショックでしたね。転移があるかどうかという、しっかりした説

ホルモン治療
ホルモン剤により体内のエストロゲン（女性ホルモン）の働きを妨げたり、エストロゲンがつくられないようにしたりして、がん細胞の増殖を抑える治療方法。

明はほしいなと思いますけども。乳がんって、それこそ十年後に再発することもあるので心配です。

川淵　うちの母親が卵巣がんになりました。もしかしたらいつか将来私も卵巣がんになるんじゃないかなと心配になっています。やっぱり遺伝もあるでしょう。だから、母親と同じようなことになるんじゃないかなという悩みはもっていますね。あまり考えないようにしていますけど。

金井　遺伝はないですよね。

江木　親ががんだから必ずがんになるということではないです。

寺嶋(夫)　なりやすい体質はあるけども。

江木　がん家系というものはありますけど、はっきり解明されているわけではないと思います。

寺嶋　がんそのものが遺伝するのはないですね。

体験談を公表することへの思い

金井　皆さん、他の人の闘病体験というのは聞いたり、本で読んだりしたことはありますか。

寺嶋　インターネットとかでありますね。

川淵　私は自分で調べて主人と父親に手話で説明して、息子はまだ小さくて小学六年生と中学二年生の時だったので、その息子たちにも日本語で説明しないといけませんでした。他の病院で乳がんになった健聴者の人がいたんですけど、その人のご両親がすごくサポートしている様子を見て、反対に私はみんなに自分のことを説明したりサポートしないといけない立場でしたので、その光景が羨ましかったです。主人がろうなので、こちらが患者なのに説明しないといけないという状態でした。サポートはあまりなかったですね。

江木　不満があるようです（笑）。

寺嶋　がんにしても他の病気にしても切ったら終わりで、手術したら治ると思うろう者が多いですね。

江木　そうですね。

寺嶋　再発するということを考えない人が多いですね。聞こえる人でもそんな人がいますよね。手術したから治った、万歳って言う人もいますし、そういう聞こえる人の友達もいました。たまたま一緒にいた人の娘が、そうじゃないよ、再発もあるよって説明をしていました。

川淵　私は自分ががんということがわかって、すぐみんなにも公表しました。どうしてかというと、公表することでいろんなことをはっきり私に聞けるというのもあるので、そうしました。公表したほうが、いろんなことで情報の交換になると思います。
　ろう者の世界は狭いですから、何か一言言えば全部広がるので、知れ渡るのが嫌だという人が多いんじゃないかと思います。私ががんだと言っただけで、他県の人にまで知れ渡っていました。ワーッと一気に広がりました。ろうのネットワークってすごいんですよ。

金井　話は変わりますが、手話通訳のついているセミナーは見たことないですね。

江木　病院では手話通訳・要約筆記*をつけて講座を開いています。

金井　伊丹にはあるのですか、素晴らしい。大阪の病院なども、最近ではよくがんのセミナーを開催するので参加するのですが……。

江木　ついていたんですか、通訳は？

金井　ついてないです、がん治療の拠点病院のセミナーにも行きましたけども、一切通訳はついてないですね。

寺嶋　情報はほしいですね。

江木　市立伊丹病院では当初から市民公開講座を年間十回以上していますが、全部に手話通訳と要約筆記をつけています。

金井　実際通訳といっても、さっきおっしゃっていたように医療知識がないとなかなか正確にはできません。よっぽど事前に当日の原稿をすべてもらっておい

要約筆記
話の内容をその場で文字にして伝えますが、話すスピードは、書く（入力）スピードより数倍も速くてすべては文字化できないため、話の内容を要約して筆記します。

て前の日までに読み込んでからでないと本当の通訳はできないですよね。

寺嶋(夫)　他の言語の通訳の人でもそうですけど、例えば作家の講演会の通訳だったら、事前にその人の本を読んでいますし、その辺りの事前準備は他のセミナーでも必要ですね。

箕面の市民病院が、外国語の通訳の派遣を使っているんですね。それは外国人の人が病院に行く時に通訳を頼むのじゃなくて、次の診察はいついつですという予約があるので外国人が診察にくるのがあらかじめわかっているじゃないですか。その時点で病院が通訳派遣のグループに依頼しています。

金井　予約している患者さんに対応できるということですね。

寺嶋(夫)　通訳するにあたって事前準備は一緒ですけども、やっぱり医療に関する知識ってそうすぐに勉強してわかるわけではないので、事前にそれなりの専門の勉強をしておかないといけないということです。

江木　資料はPower Pointでつくられたものを、一週間前には通訳者や、要約さんにも渡して事前準備ができるように、通訳派遣コーディネーターの方がしてくれています。

手術室にも手話通訳者が必要

寺嶋(夫)　今、音声語の通訳の人は手術の時も一緒に入るというのがあります。

江木　麻酔までですか。

寺嶋(夫)　いえ、全身麻酔じゃなくて部分麻酔です。

川淵　私は全身だったので。

寺嶋(夫)　部分麻酔の時に、手術室にも一緒に入るというのが音声語の通訳の場合はよくあります。その場合先生としたら、手術の進め方をわかっていていてほしいと言っていますね。どの位置に立って言ってほしいとか、次の時にはこれを聞くのでその準備や心構えはしておいてほしいとか。だから術式をしっかりとわかっておいたうえで通訳に来てほしいと頼まれます。手話通訳も将来はそういうふうになっていくかもしれません。

川淵　私の場合は、今から手術に入りますよという時に、通訳は手術室から出ていかれました。医師と看護師さんは私が聞こえないことに理解があったので、みんなマスクをとって身ぶりでいろいろと対応してくれました。でもやはり通訳がいないと急に怖くなって思わず泣いてしまいました。手術室に入った途端にね。江木さんが「私が一緒に入ったら良かったね」と。

江木　私は管理職だったので入れなかったんですけど、通訳していた時は手術室にほとんど入っていました。麻酔を注入されるまでは、私が傍にいるというだけで安心もあったと思うんですけど。今は通訳担当者は医療の関係者ではないので、入れません。入室するまでに説明したり、どんな準備をしたら良いかということを事前には相談はしますけど、入るまではしていませんね。不安で泣いたの？

川淵　泣きました。

寺嶋(夫)　手術室というのは独特ですものね、広くて。

川淵　部屋が全然違いますからね、縛られた感じで不安でした。改めて通訳がいるということは、とても助かると思いました。

金井　手術室まで入れる環境を、これからつくっていかないといけないということですね。

寺嶋(夫)　厚労省なんかに今説明をしている医療通訳については、医療者のサブというかね、コメディカル*という立場で通訳をする。だから例えば手術室にも入れるような立場で考えてほしいというのは出しています。

川淵　だったら嬉しいですね。

寺嶋　だから手話通訳も一緒に入ってほしい。手話は別ですと言われると、困るのは患者だったり医療者だったりなので、音声語と手話と別ではなく、音声語も手話も医療通訳と同じで認めてほしいです。

江木　健聴者は聞こえるのが当たり前の世界ですから、気がつかないかもわからないですけど、聞こえない人にとったら手話通訳が唯一の情報源ですね。例えば手術室に入った一番不安な時に手話通訳の人がいなくなったら、頼れるものはいないという感情になったんでしょうね。だから泣いちゃったのでしょうね。

コメディカル
医師や歯科医師の指示のもとに業務を行う医療従事者を差します。コメディカルスタッフ、または医療スタッフとも呼ばれます。

寺嶋（夫）　今言ってもらったことすごくわかりますけども、専門の医療者から見たら周りをうろうろされると邪魔なのだろうか、などの不安もありますね。やっぱり専門のお医者さんにも、ろう者の人が支援をちゃんと受けられるという環境をつくっていくことに協力してもらわなければならないのかな。できれば手術室に通訳が入って来られるような状況をつくってほしいとは思います。

昔、神奈川県が医療通訳というのを認めたそうです。その時に県が五年間予算をつくって、医療通訳の派遣をしましょうと。病院と契約をして通訳の派遣をしていました。初めのころに病院は何て言ったかというと、そんなのいらない、大丈夫、大丈夫って言っていました。

ところが、まあまあ試しにやりましょうということで、やり始めて五年たって予算も終わったので、これで派遣を終わりますと言ったら、病院が慌てて、困るので続けてほしいと言い出したのです。じゃあ団体を紹介するので契約をしてくださいということで、今もずっと続いています。

金井　予算は出ていますか？

寺嶋（夫）　病院が予算をつくって出しています。それくらい必要というのがわかったのでしょう。

江木　病院側も必要ということですよね。患者さんも病院側も必要。やっぱりスムーズにコミュニケーションが取れるということが、スムーズに手術もできるってことですものね。お互いに安心できます。

金井　昔ね、ｉＰａｄが出た時に、ろうの人のために、上向きに見えるように設置して、通訳は別の部屋にいて手術室がテレビ中継されていて、先生の言葉を聞いてそれを手話通訳するシステムを実験的にどっかでやっていたと思うのですけど。それはその後発展していないのでしょうか。

寺嶋（夫）　遠隔通訳*は、例えば音声語の通訳ではわりと進んでいます。実は日本渡航医学会、渡航医療学会のなかに遠隔部会というのがあって、そのなかに遠隔通訳会というのがあり、そこで遠隔通訳の研究をやっています。何かというと、例えば離島の医療で通訳がいないという時にそういう方法を使わないといけない。その重要性というのが出て来ているのです。

また希少言語で、例えば北海道にアフリカからスワヒリ語の人が来て、怪我をして倒れた。救急車が来て運んで行った、病院に通訳がいない、どうする、北海道で探してもいないという時に、東京には通訳者がいるということになると遠隔通訳だとそれが利用できます。そういう意味では例えば大阪のろう者が東京に行った、怪我した、倒れた、東京の通訳では大阪弁がわから

遠隔通訳
通訳端末を設置し、リアルタイムにおいて手話・文字チャットで遠隔から通訳を行うこと。

ないという時に、大阪の通訳と繋いで通訳してもらうという方法もあるでしょう。
アメリカでは、LEP*という、つまり、英語のわからない人たちが病院に来て言葉が通じない時、表が出て来て、そこには日本語、ドイツ語、フランス語、中国語、手話と書かれていて、どれがいるのかと聞かれます。これって指を差すと、わかったと呼んでくれるのでそれまでの間待っています。急いで呼ぶけど二十分はかかるからそれまでの間はテレビ電話が出てくる。急ぎの時にはとりあえず遠隔通訳を使う。

LEP
英語を母語としないために英語に対する能力に限界があること。
Limited English Proficiency の略。

金井　でも実用には時間がかかりそうですね。

医療通訳者が病院に常駐するシステムをつくる

寺嶋（夫）　例えばね、救急車でろう者を運んで行く間に、救急車のなかで遠隔通訳を使っていろいろと聞き取りをしておきます。病院に着くころには、すでにこの人の名前とか歳とかいろいろわかっていて、すぐに治療ができるという状況をつくるとか。そういうこともこれからはできていくと良いでしょう。

川淵　ろう者の人が救急車で運ばれたことがありましたね。

江木　呼ばれたことはあります。

金井　市立伊丹病院には通訳がいるからということですね。

寺嶋(夫)　枚方でね、二十四時間の緊急対応の通訳を整備してほしいという話が出た時に、「協力しますけど、夜、病院に行く方法はどうしますか、車を運転して行くんですか、私は酒好きなので酒飲んでいて車の運転はできない、体は空いているから行ける、でも運転はできない時はどうしたら良いんですか」と聞いたら、「救急車で行きましょうか」と言われて、エーッとなったことがあります。

金井　なるほど、どうなったのですか。

寺嶋(夫)　今、二十四時間の通訳派遣のシステムはあるけど、実際に頼まれたことはないですね。どうなっているのかわかりません。

江木　陣痛は夜にあることが多いです。退職してからは手話派遣通訳を受け、出産の予定日が前もってわかっているので病院の手話担当者と調整をして待機しました。実際に呼ばれたのは、夜の十二時前ぐらいでした。お産まで、立ち会いました。朝、病院手話担当者が来て交代しました。

寺嶋(夫)　枚方の医療通訳の時も僕らが理想として提案していたのは、市民病院のなかに通訳の待機ルームをつくってほしい。そこに待機していて、市民病院を拠点にして他の病院に出て行くことができるシステムをつくってほしいことを提案していたのです。

金井　ちょうど市民病院が建て替えられる時でしたね。

寺嶋(夫)　建て替えがきっかけで運動を始めたのですが、結局それはできません、部屋はとれませんと言われて無理だったんですけども。その方法が一番良いし、病院にいると病院のなかで急に必要な時に行けるし、市民病院にろう者が来ない時には派遣として行けますので。

江木　市立伊丹病院でも通訳の役割だけで配属されているわけではないです。条件があって、もちろん優先は通訳です。通訳がない時は医療秘書という仕事があり、兼任の状態です。そういうような採用の仕方をしています。また、院内の手話通訳者だけでなく、予約診療がかさなる場合は、伊丹市の派遣手話通訳が行きます。私も登録しています。

寺嶋(夫) 医療クラーク*ですね。

江木 そうですね、医療秘書の仕事をしながら、ろうの患者さんが来院されたら通訳に行くというような形ですね。病院独自の考え方ですので。

金井 大きな病院には、がん相談支援センターがどんどん設置されつつありますから、そこに手話通訳の方も常駐できるようにしておいて、ろうの人だけじゃなく、ふつうの人が来ても対応できるようにしておけば、職員として設置できるのじゃないかなと思いますけどね。

寺嶋(夫) 実際、どこまで進んでいるのかわかりませんけど、診療点数のなかに通訳費用も入れたらどうかという話が医学会では出ているみたいです。それによって外国人の通訳も一定保障できるし、ろう者の通訳についても、もっと使いやすくできるようになるんじゃないかという話も出ています。

金井 関西には医療特区*がたくさんあるわけだから、ソフト面でも関西でまずそ

医療クラーク
医師が行う診断書作成などの事務作業を補助する医師事務作業補助者。

医療特区

ういうのを実験的に進めていけば良いですね。

寺嶋(夫)　大阪大学の中村安秀先生なんかはそのほうが良いと思っているのですが、たぶんろう者の団体から通訳を有料化するのか、それはおかしいだろうという話が出るでしょうね。

江木　お金を払わないといけないからということですか。

寺嶋(夫)　という不満は出るだろうと。

ただ現実問題としては障害者医療助成制度というのがあるので、どれだけ点数が増えても千円ですけどね（二〇一八年四月以降上限三〇〇〇円となっている）。

江木　医療知識のある通訳者にろう者が十分な情報保障をしてもらい、正しく医療を受けられたら診療点数に入れてほしいです。

寺嶋　よくわからない通訳をされると困るけど、きちっとしたプロの通訳がいるのだったら、そのほうが良いでしょう。

正式名「先端医療開発特区」。革新的創薬のためなどに、医薬品や医療機器の審査を迅速にしたりさまざまな優遇措置があります。

金井　あとは、手話通訳の方というのは基本的に女性が多くないですか。子宮がんや乳がんですと男性の人に通訳されるよりは女性のほうが良い。しかし、逆の場合、前立腺がんなどでしたら、男性に通訳してもらったほうが良いでしょうね。

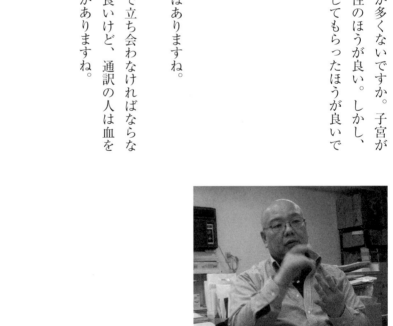

寺嶋[夫]　婦人科の通訳は、基本、僕は行かないですけど。

金井　そうなんですね。

寺嶋[夫]　あと男性の、例えば痔の通訳とかで、というのはありますね。

金井　それはありますね。さっきの話に戻って、手術で立ち会わなければならない時、お医者さんたちは血を見るのが仕事だから良いけど、通訳の人は血を見るのは怖いですよね。そういういろいろな問題がありますね。

寺嶋[夫]　でも、たぶん女性のほうが血には強いですよね。

江木　どうでしょう。女性のほうが強いかな。

寺嶋(夫)　医療者のチームのなかに入ってコメディカルとして通訳ができるなら、身分保障も考えないとだめでしょう。

金井　医療通訳の充実というのは、ろう者にとって一番大きな希望ですよね。

寺嶋(夫)　医療通訳者の養成は、大学がやるべきだと僕は思っているのです。例えば阪大などといった、医療系の学部も言語系の学部もある大学がやるほうが良いだろうと思っています。今、阪大の大学院で医療通訳の養成をやっていますが、医学部の先生が教えに行っています。医学の勉強をしっかりやって、言語学の先生も来てちゃんと講義をする。その辺りの専門家の先生がいるところでやるべきだと思っています。

金井　今、おっしゃっているのは手話じゃなくて？

寺嶋(夫)　手話も含めて、音声も医療通訳者の養成は大学でやるし、一般の手話通訳の養成も、僕はできたら大学でやったほうが良いと思います。

ろう者にとっての保険とお金の問題

金井　あと闘病生活のなかで、お金の問題で何か苦労されたことはありますか？

寺嶋　苦労というわけじゃないけど、やっぱりちょっとお金はいるかなと思う時はありますね。手術とか入院する時にお金はある程度いると思いますし、まったくないっていうのは将来的には不安はあると思いますけども。

金井　その辺の情報は、どこから入手されるのですか。

寺嶋　そんな情報はないですね。

川淵　私は、ホスピスにいつかは入るのかなと覚悟はしているので、その時のためのお金は貯めておこうかなと思っています。ホスピスの情報もないですものね。どれくらいお金がいるのかなというのもわからないんです。

寺嶋　保険がどうなのか、保険外の部分がどうなのか。

江木　そうですね。

金井　そういう情報収集で、健聴者が羨ましいなと思ったことがあったら教えてください。

川淵　健聴の患者さんでしたら周りの家族が可哀想だねとみんなで慰めてくれるのですが、それが私にはないので羨ましいです。私にはそういうふうにサポートしてくれる人がいないから。

寺嶋　隣にいた患者さんも同じような病気の状態で聞こえる人でしたけど、その人は「再発もあるかもしれないという情報があるので、お金を貯めているんです」という話でした。私にはそういう情報がまったくないので、「教えてあげようか」と言われて、いろいろ情報をもらったことがあり、すごく助かりました。自分のところにはそういう情報はまったく来ないです。例えば抗がん剤にしても明細を見たら、もしかしたら障害がなかったら一ヶ月二十万円も払っていないとだめだったのかとか、びっくりしました。そうだ、助成があるから千円で済んでるんだ、と。

寺嶋(夫)　一級、二級の場合は、そういう障害者の医療助成の制度があって一ヶ月上限千円が自己負担なんです（二〇一八年二月時点）。

金井　身体障がい者手帳を取っていたら、全然違いますね。

寺嶋　なので一ヶ月千円で二十万円分の治療が受けられる。手術全部を合わせても、いくらかよくわからなかったんですけど、明細書の医療費を見てびっくりしたのはありましたね。あの月は三十万円もかかっていたんだと。病室で隣だった聞こえる人に「お金がすごく高かったんだね」と聞いたら、「三十万円払ったよ」と言われてびっくりしました。もし私が障害者でなかったら絶対経済的に苦しくて払えないとなって、もう死ぬしかないなということになっていたかもしれないです。

金井　ろうの人たちというのは身体障がい者手帳をもっていて何級という、差があるんでしたね。

寺嶋(夫)　級はあります。彼女は総合で一級です。

川淵　私は二級です。

金井　考えたらろうの人たちは、健聴者よりは医療費という面で保護されていますね。生活を保護されているという感じです。

寺嶋　障害者は一番、そういう部分は恵まれているかもしれないです。健康な人はその分経済的にも苦しいこともあるのだと思います。もし手帳がなかったら、お金が払えなくて借金をしないといけなかったりするのかなとか。なぜ障害者医療助成制度が必要かというと、ろう者だからそれこそ発見が遅れて医療費が高くなることがあるからです。

江木　昔からろう者は病院嫌いですからね。

寺嶋　例えば糖尿病なんかでも、かなり進んだ状態で発見されるということが多かったりしますからね。わりと軽い時に発見されて病院に行っても、説明がされないので薬を飲んだら治った、薬を止めた、悪くなった、病院行った、「悪くなっていますね」とまた薬もらった、飲んだ、良くなった、止めた、ということを繰り返してどんどん悪くなる。そうすると、そういう制度がいります。

金井　ろう者の方が病院を嫌いだというのは、行ってもなかなか自分の病気が伝

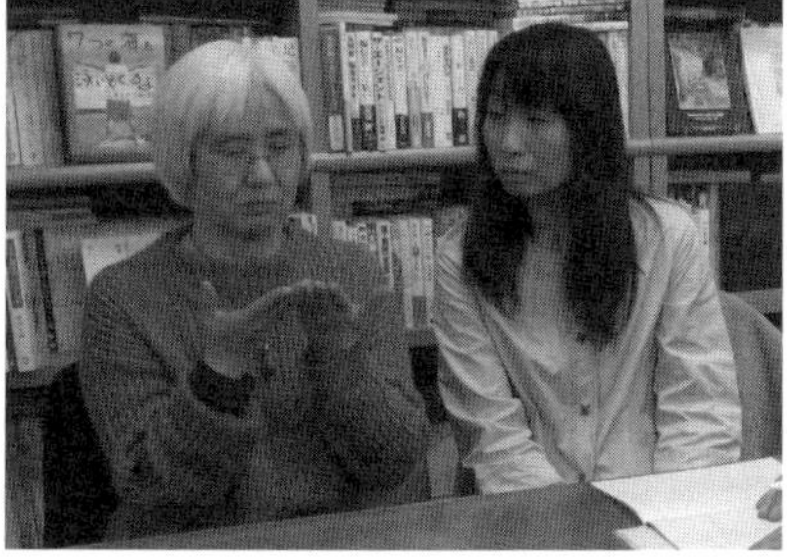

わらない場所である。先生は偉い人なのでちょっと怖い。その二点があるんですよね。

江木　そうです。

金井　それがなくなれば、ろうの人たちも早く病院に行って早期に発見ということも可能になってきますね。でもそれは逆にろうの人たちへのアピールでもありますね。もっと積極的に病院に行こうという。

江木　ろう者のための医療講座があったら良いですね。伊丹の手話サークルたんぽぽを立ち上げてから一年に一回、医療講演会を開催しています。病院の医療関係者に講演をお願いしています。

例えばインフルエンザが流行っているからろう者にその知識を得てほしいということで、呼吸器の医師にお願いして講座を開きました。講座を開く前に医師にはろう者が対象であることの説明もします。「聞こえない人たちに伝わるような講演の内容にしてください」と医師と打合せしておきます。手話通訳と要約筆記をつけて、伊丹市内の聴覚障害者、または手話サークルへ呼びかけて来てもらうということをやっています。

市民公開講座もありますけど、手話サークルたんぽぽも毎年続けて開催しています。前回は大腸がんについて講演を開催しました。

金井　それはすばらしいですね。

江木　年に一回ですけどね。

金井　もうちょっとあったら良いですよね。それはオープンにしていて、伊丹市民じゃなくても行けるんですか。

江木　オープンにしています。市内の人もそれ以外の人も可能です。

寺嶋(夫)　二本立てですよね。ろう者向けの講座と一般講座に通訳つけるという、両方がやっぱりあったほうが良いですね。

江木　両方やっていることになるのですね。

寺嶋(夫)　一般講座に手話通訳がついているので、それで良いでしょうと言われると、そうじゃないんですよ。

江木　一般の市民公開講座やセミナーにも通訳がついていますが、一般の人も多く参加するので、健聴者向けの説明になります。そうではなくてろう者が対象者だという考え方で講座を、年に一回ですけど続けているわけです。

寺嶋　ろう者がもっている基本的な知識にはどうしても差があるので、そこに合わせた説明を先生にしてもらうというのは必要ですね。一般の講座だと大学生向けに話をするような感じなのを、中学生レベルで説明してくださいとか。

江木　兵庫県手話通訳問題研究会に医療班があり、「〝いのち〟を考える会」というのがあって、たぶんネットで調べると出てくると思います。そこが二、三ヶ月に一回医師による講座をしています。

ろう者の独特な文化

金井　話は変わって、ろう者の文化というのは白黒をはっきりつける文化といいますが、どのようなものか教えてください。

江木　ろう者の場合は、曖昧ということが少ないです。例えば、行く、行かない、のどっちか。

寺嶋㊇　手話の伝わり方の問題ではないですよね。ろう者の気持ちの問題ですね。ふたつのうちの、どっちか。具体的にいえば、行くのか、行かないのかというところで、はっきりと決めます。例えば映画館に一緒に行こうと言われると、聞こえる人は「じゃあ、また今度ね」というぐらいに答えますよね。でも、ろう者に「今度ね」と言うと、「今度、必ず行く」というふうにとるんです。「じゃ、いつにする？」となるんです。「ちょっと待ってね」となると、どれくらい待つのかが気になります。「五分待って」と言われると、「わかった」となります。そういうふうに具体的に言ってほしいところがありますね。だから、「ちょっと待ってね」が通じない人がいるんです。「何分待つの」「五分？　十分？」と聞いてくる。その辺の具体的な数字などが知りたいんです。

江木　「しばらく」という習慣がなく、何時何分という考え方と思います。私も病院で、看護師さんが「診察は少し待ってください」と言っているのを通訳すると、「何分、待つの」と聞いてくるから、看護師さんに伝えると、「えー、時間はそんなにはっきりとは……」となります。医師は診察中で時間は予測できませんから、大体で良いから教えてと言います。それで「三十分かかるみたい」などと返事します。

寺嶋　曖昧な対応で困ったことは、「がんの疑いがある」と言われた時でした。それってどういう意味なの？　がんなのか、がんじゃないのかわからなくて、もう一度「がんですか」と聞いてみたい。「がんです」と言われたら、そうかと納得できますが、「がんの疑いがある」だと、がんなのかそうでないのかと悩んでしまいます。

川淵　私の父親が、自分の娘ががんだとわかった時、「どれくらい生きられるのか」とそこまで聞いていました。先生はどうしようと返事に困っていました。それくらい、はっきりしていますね。

寺嶋　「どれくらい生きられるのか」というのは、私も聞きました。先生は困っていましたね。「十年は大丈夫かな」と。「本当に十年ですか」と聞きました。

寺嶋(夫)　僕も彼女にどう伝えたら良いのかわからないままでした。伝えなかったのは、彼女はステージⅢの手前で、当時調べたら、十年生存率は五十％だったんですね。十年後にこの人が生きているのが二分の一だということをどう伝えたら良いのかわからなくて、保留にしました。その辺りを伝えるの

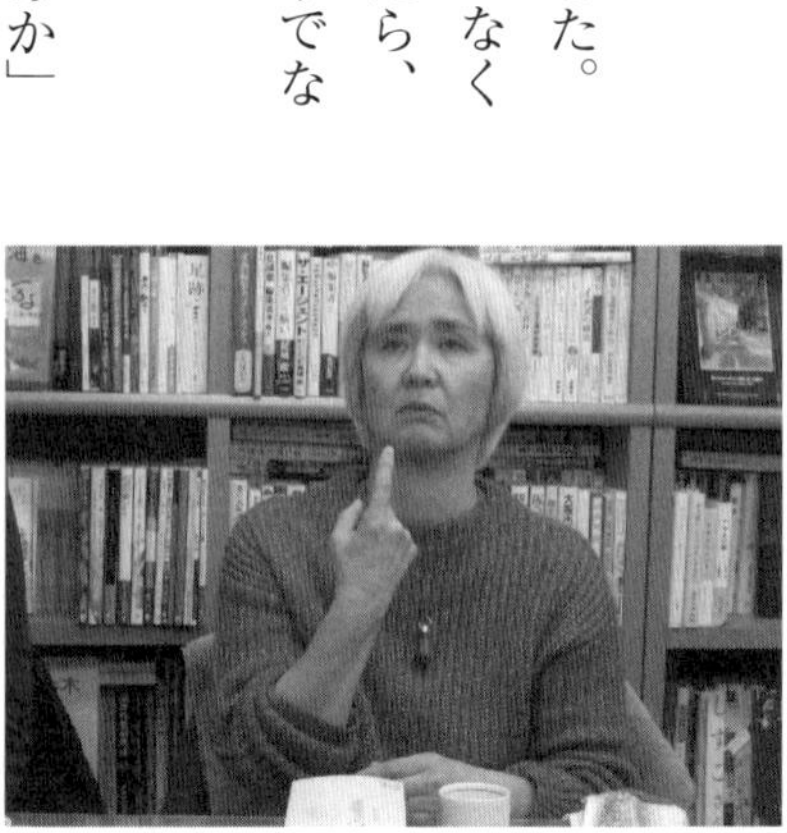

が難しいですよね。

江木　その辺りが、健聴者の世界とろうの世界との文化の違いかなと思います。

二ヶ月前ぐらいに、緩和ケアの医師から相談を受けました。医師がろうの患者に説明をするのですが、「本当に伝わっているのか、そうでないのか。伝わっていないような気がする」と相談を受けました。ろう者の文化についてと、手話という言語は日本語の文章に対応していないということを説明したら、医師はすごくびっくりしていました。「どうして日本語で書いてもわからないの」って。

ろう者は日本語の文章を知っていると思っていたと。「手話というのは日本語でなくて別のものです」と言うと、「だから、通訳がいるんですね」と、納得していました。「通訳者は先生が言っている言葉通りに手話で表しているのではなく、手話という言語に変えながら表しているのですよ」と言ったら、「初めて聞いた」と言っていました。「がんになったろうの患者さんの気持ちに対して、緩和についての曖昧な説明というのはすごく難しいですね」とは言いましたけど。その時、健聴者の人たちに説明する内容とは違って、ろう者的な緩和ケアが必要になって来るのかなと思いました。

ろう者に「余命は六ヶ月」とはっきりと言ったとしたら、ほとんどのろう者は六ヶ月は頑張ると思います。

寺嶋（夫）　それで、六ヶ月後に死んでなくても、文句は言わないんですよね。

江木　そこら辺が、健聴者との違いだなと感じます。

金井　健聴者にならどのような説明をしているのでしょうか。

江木　例えば互いに気持ちをわかりあうために、「つらいですよね」などと言います。でも、ろう者に「つらいですよね」と言っても、「何？」という回答になりそうです。先ほどの話の医師は、その辺りで通じていないと思ったのではないでしょうか。

金井　ろう者は、「つらいね」と言われたら、どうとらえるのですか。

江木　どうとらえるかって、「つらいね」の言葉のなかには、いろいろな意味が含まれていると思います。「つらい」という手話だけでは表現しきれないです。本当に意味が通じるか難しいです。いろいろな意味合いを手話表現していく必要があると思います。

寺嶋（夫）　「苦しい」ととらえるかな。でもないかな。

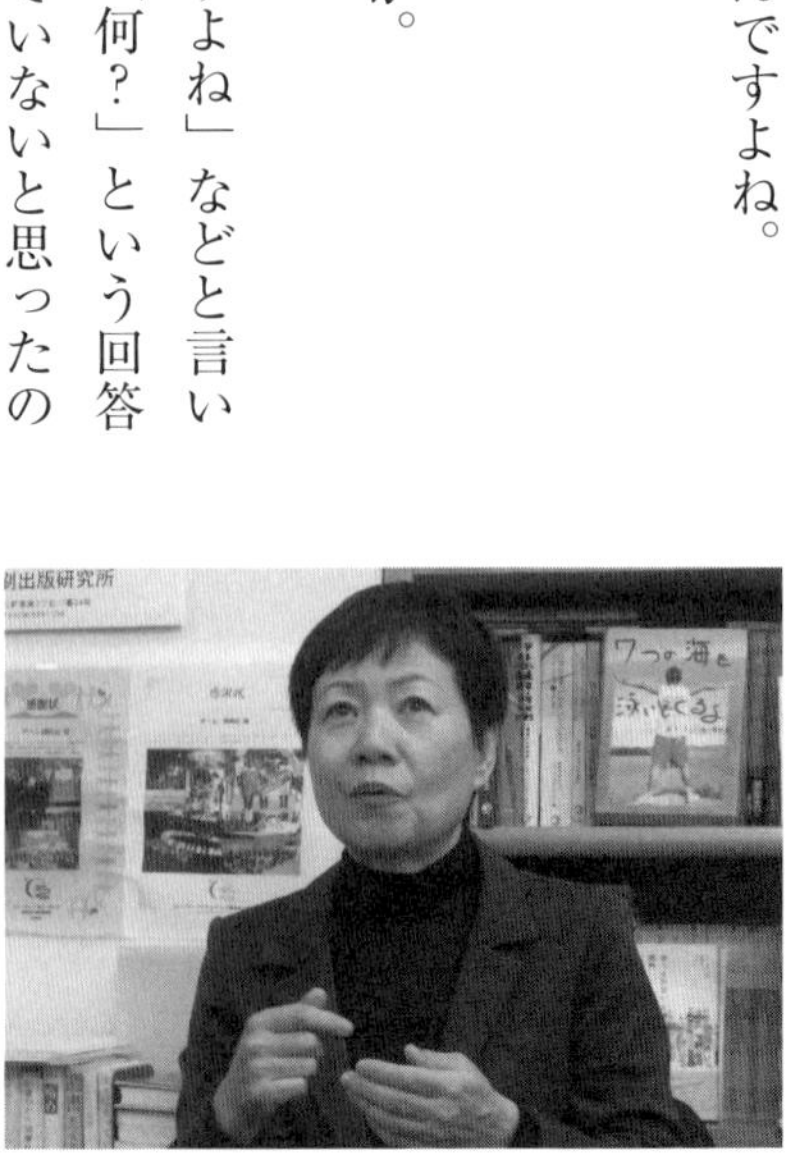

僕も余命宣告の通訳を三回ぐらいしているんですが、なかには、「あと三ヶ月です」という宣告もありました。僕も心の準備をして、三ヶ月で死ぬことを伝えたら、無言だった人がいるんですよ。聞こえる人だったら、ふわっとなるだろうし、先生も「お気持ちはわかります」という話をするでしょうけど、そんな状態でもなく、無言で終わりました。だから余計に僕は気になりました。

江木　予測ですが、ろう者は表現力はあります。しかし、経験に基づくことが多いので今まで見たり聞いたりしたことがないことは特にどう表せば良いのかわからなくなるのでしょうか。気持ちの表現って、なかなか表しにくいですよね。

金井　気持ちを表すって、曖昧な言葉ですよね。

江木　心のなかというのは、目に見えませんものね。

金井　痛い、とか。

江木　痛い、はわかると思います。経験上のことなら。

寺嶋　そうですね。だから、ろう者の人は、痛いについても具体的な表現をしますよね。「どんなふうに痛いの」と聞いたら、針で突かれるような痛さとか、絞られるような痛さとか、それを具体的に表現する人が多いですね。

川淵　この間、私の主人も、「背中が痛い、針でチクチクチクチクされた感じがする」と言うから、インターネットで調べたんです。「針でチクチク、針痛い」で調べると、心臓、梗塞という病名が出て来ました。

それで、「ヒリヒリとか、ピリピリとかもあるよね、どうなの」と聞いたら、「ヒリヒリはわからない、ピリピリもわからない、とにかく針でチクチクした感じだ」と言われて、どうしたら良いのだろうということになりました。結局、四日後にインフルエンザだとわかりました。「それって熱が出る前の悪寒というか、関節痛で、ゾクゾクする痛みではないの」と聞くと、「そうそう、それそれ」と言っていました。

寺嶋(夫)　そのお話を聞いて感じたのは、オノマトペ*が日本語とはまったく違っているということですよね。

オノマトペ
擬声語。音や声をまねてつくった言葉。

情報をもつことの大切さ

金井　実際に自分が経験したうえで、お医者さんなど医療者側に知っておいてほしいことなどはありますか。

寺嶋　ろうのことを知ってほしいし、コミュニケーションについてもやっぱり知ってほしい。不十分だってことも知ってほしいです。あと手話通訳が必要だということもわかってほしい。この間、たまたまインターネットで見たんですが、アメリカでろう者の妊婦さんが手術の時に手話で説明を受けるというのがあって、すごく良いなと思いました。そういうのが広まったら良いですね。手話でちゃんと説明をしてくれる。「こういうふうにしてください」といった指示をしてくれる。苦しいのか、大丈夫なのか、痛いのかというのもちゃんと聞いてくれる。後、何分ぐらいというのも手話でちゃんと伝えてくれる。そういうような状況になってくれたら良いなと思います。

　今でも、すでに、英語の通訳者たちが手術の時に手術室に入っているので、手話通訳の人たちにも一緒に入ってほしいです。字幕で字が出てくるのも良いけど、指示や状況についても出してくれたら良いですね。手術が始まる前に指示が字幕で出てくるとわかりやすいと思います。スタッフには、専門の通訳も入れてもらってほしいです。そんな手話を広めていってほしいし、そうすれば、ろう者も命に関する部分で安心できるでしょう。

金井　現状は手話通訳の人も少ないし、表示する機械もないなかで、お医者さんたちにはせめてこれくらいはわかってほしいというのはありますか。

川淵　私の場合、病院に行った時、聞こえないのでこうしてほしい、というところから説明しないといけません。「マスクを取って話してください」とか「筆談をしてください」ということを説明してから、やっと診察が始まるという状況です。そんな説明がいらないようになってほしいです。ろう者の患者が来たら、ちゃんとマスクを外してくれる、自然に書いてくれるような状況になってほしいと思います。

寺嶋　私は、最低限のことをひとつ言いますと、文章の代わりにわかりやすい絵を描いてほしいです。例えば手術をする時、手話が無理であれば、マスクを外して、これとこれ、というふうに絵を指差して指示してもらうことをやってほしいです。文章ではなかなかわかりにくいので、そういうイラストでわかるようにしてほしいと思います。

金井　今回のお話を冊子にまとめて、医療者やろう者に読んでもらおうと思っていますが、自身の体験をどう活かしてほしいとか、どんなことを学んでほしいとかはありますか。

寺嶋　情報をもつこと、知識をもつことですね。何のために検診をするのかという知識をもってもらう必要はありますね。「そんなの別にいいわ」とか「怖いからいいわ」とかではなくて、検診の大切さをちゃんとわかって受けられるようになること。ろう者のなかには面倒がって「大丈夫、私はそんなことにならないから」というふうに思っている人もたくさんいますが、病気への理解を促すよう呼びかけるのもひとつだと思います。もうひとつは、知識があり理解のある人が講演などといった方法で話をし、それを聞ける状況をつくるのが一番良いのかなと思います。この体験記がきっかけで、講演会などになっていくというのも良いでしょう。

金井　まだまだお話をお聞きしたかったのですが、時間が来てしまいました。本日は長時間ありがとうございました。

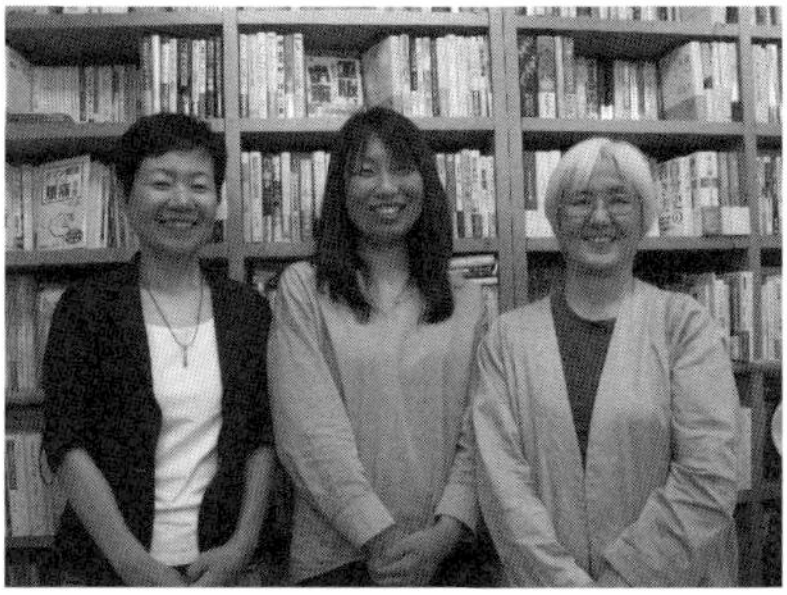

聴覚障がい者来院時の対応マニュアル（以下、市立伊丹病院提供）

1. 初診受付

・総合受付で、患者または家族が聴覚障がい者であるとわかった時は、「耳マークカード」について案内し（必要時は手話通訳を呼ぶ）、希望する方にカードをお渡しする。

・聴覚障がい者以外でも言葉が不自由な方など希望者に「耳マークカード」を配布する。

〈耳マークカード・表面〉

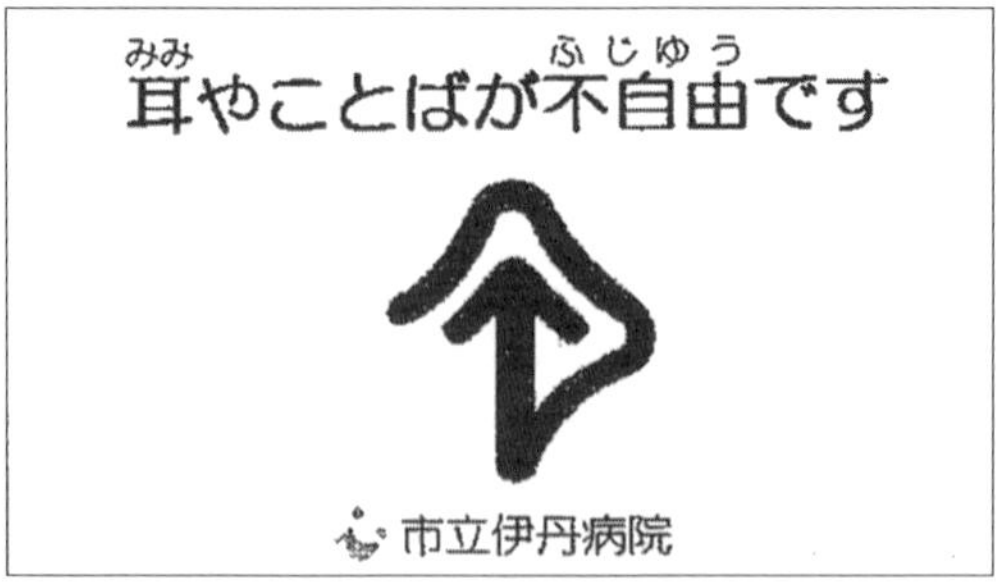
耳《みみ》やことばが不自由《ふじゆう》です
市立伊丹病院

〈耳マークカード・裏面〉

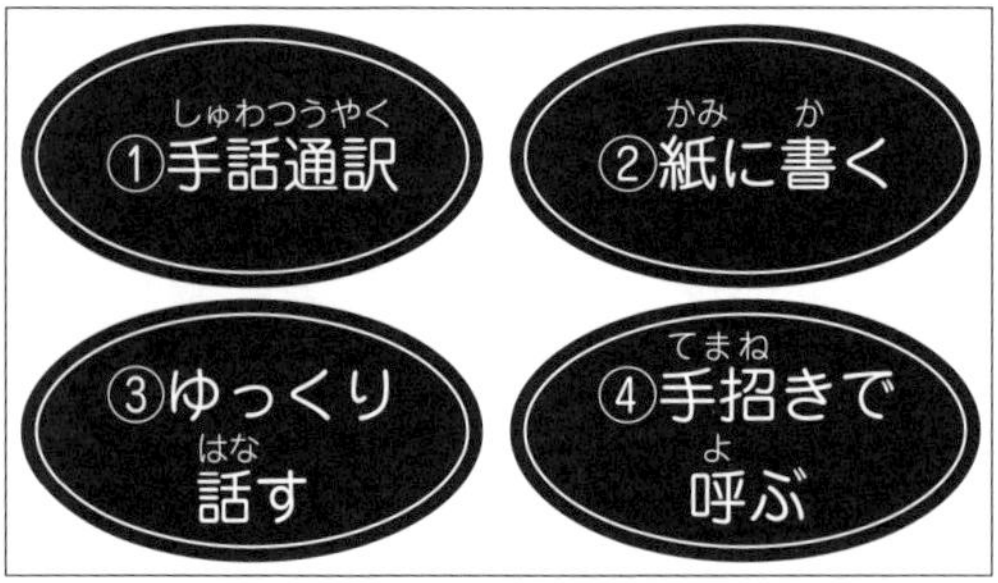
①手話通訳《しゅわつうやく》
②紙《かみ》に書《か》く
③ゆっくり話《はな》す
④手招《てまね》きで呼《よ》ぶ

2. 再来院時、その他

職員が手話通訳が必要と感じた → 手話通訳（担当者○○○○）に連絡

各受付で患者・家族が「耳マークカード」などで意思表示
- ①「手話通訳」を希望 → 手話通訳（担当者○○○○）に連絡
- ②～④を希望 → 各部署で希望に添うよう対応

・外来受診時に手話通訳を呼ぶ時は、めやすとして次の順番になったころに連絡。
・簡単な内容でも患者・家族が希望したり、意思疎通が難しい場合は手話通訳を呼ぶ。
・手話通訳者が対応中や不在の場合は「担当者のお知らせ」に従って他の担当者に連絡。

聴覚障がい者の対応について

伊丹市では二〇一八年四月一日『手話言語条例』が施行されました。手話を言語として認めた取り組みのなかに、「医療機関における手話の普及」があります。

市立伊丹病院の手話通訳件数は年間六〇〇件を超え、多くの聴覚障がい者が来院しています。聴覚障がいの方々は、職員一人ひとりが、聞こえないことへの理解を深め、安心して医療を受けたいと願っています。

聴覚障がい者への対応で心に留めておきたいこと

【手話を言語としている聴覚障がい者の場合】 よくある質問と留意点・背景

1 筆談すれば通じる？

〈苦手な方もいます〉 ←

かつて、ろう学校では口話法で指導（教育）していたため、日本語を理解しにくい方もいます。書いた文を笑われたなど、文を書くのが嫌な方もいます。また、以前は教育を受けさせない家庭もあり、学校に通っていない高齢者もいます。

※できるだけ簡潔に書いてください。

2　読めばわかる？

←〈**文章が苦手な方がたくさんいます**〉

ろう学校では発音練習に時間を要し、通常の授業が遅れ、さらに口話で学ぶため、助詞の使い方など理解しにくい方がいます。

3　手話は全国で同じ？

←〈**標準手話以外に方言や個人差があります**〉

ほとんどのろう学校では手話を教えていません。*先輩の手話を見て覚えるので学校ごとに手話は多少違います。また、各家庭でつくられた手話もあります。

※講習会で習った手話が通じないこともあります。手話とともに、表情や口話もつけるとわかりやすいです。　*現在は手話を用いて教えるろう学校が増えて来ました（川淵一江注）。

4　補聴器をつけているから耳元で話せば聞こえる？

←〈**補聴器は音を大きくしますが言葉の判別はできません**〉

マスクを取り真正面で口を大きく開けて話してください。文字を書くなど下を向いている時は、終わるまで待ってください。筆談や身振りを交えると伝えやすい場合があります。

5　手話通訳は大事な話の時だけ呼べば良い？
←
〈手話通訳を希望されたら呼んでください〉
手話通訳を希望される時は、意思疎通に不安を感じておられます。私たちが通訳不要と思う場面でも、依頼されたら手話通訳を呼んでください。

6　自分で話せるから少しは聞こえる？
←
〈全く聞こえなくても声が出せる方もいます〉
話せてもご自身の声も聞こえないので声量の調整がしにくいです。
※声が出せるので、聞こえていると誤解されやすいです。

7　呼ぶ時はどうすれば良い？
←
〈急に身体に触れると驚かれることがあります〉
できるだけ視界に入り手招きするか、軽く触れてください。レントゲンなど離れたところにいる場合は電気を点滅させるなどの方法もあります。

8 聞こえるご家族に伝えれば良い？

←〈あくまでも当事者はご本人です〉

理解できないのではありません。言葉が違うだけです。他の患者様と同じように自分のことは自分で決められます。

9 手話ができないから伝えられない？

←〈いろんなコミュニケーション方法があります〉

手話以外にも、筆談、身振り、イラスト、口話、空書などがあります。

10 頷いたので伝わった？

←〈わかっていなくても頷く方もいます〉

ろう学校での厳しい指導の影響もあり、わからなくても頷いてしまう方もいます。

川淵一江のミニ写真集

「オカン 乳がん闘病記」より

手づくりで一冊しか存在しません

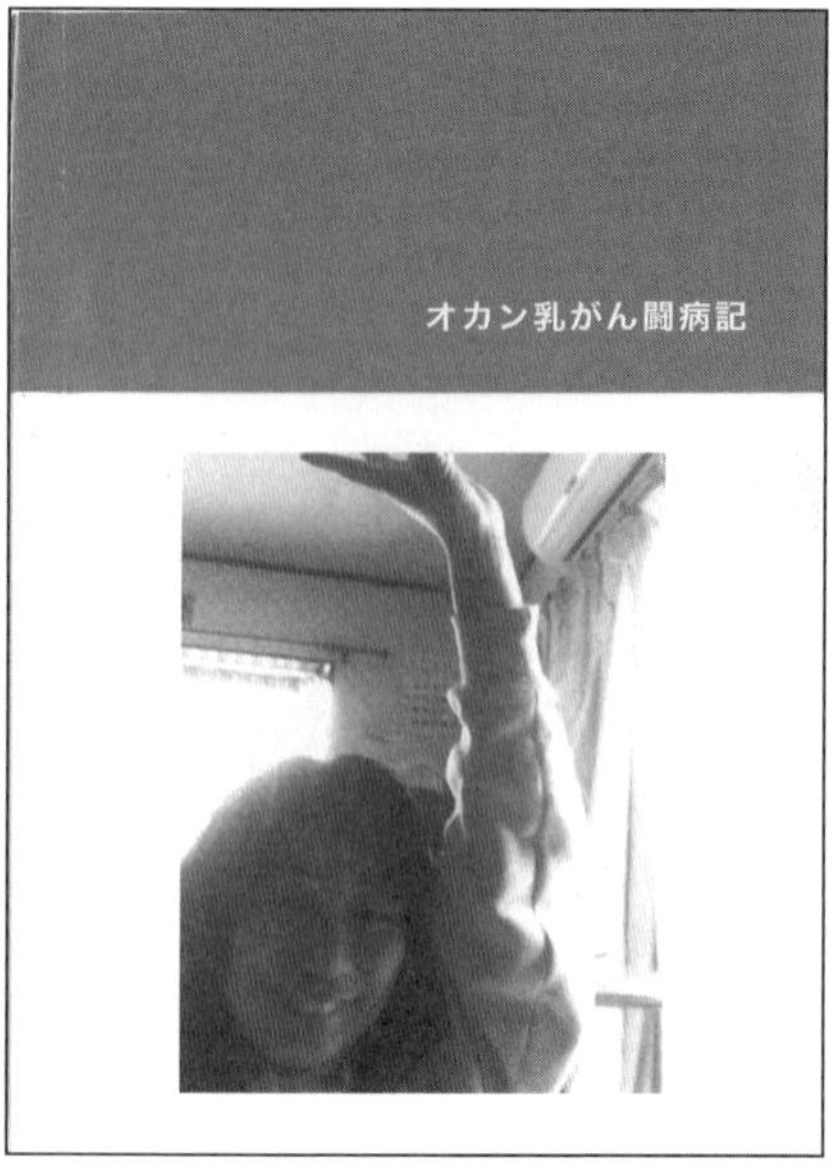

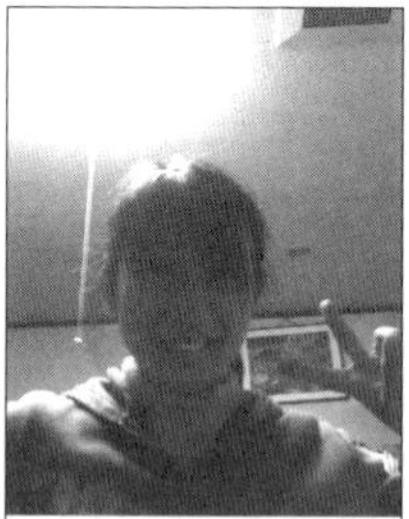
2012年11月24日 初iPhone

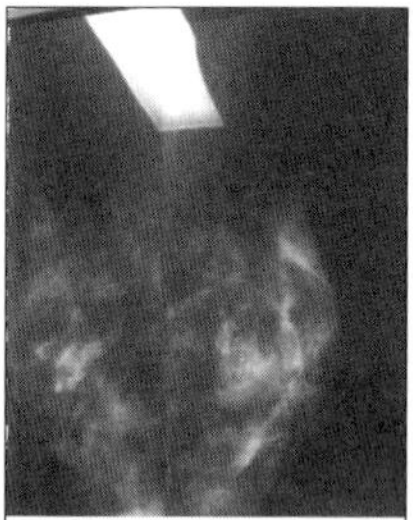
2013年2月19日 乳腺外科マンモ結果

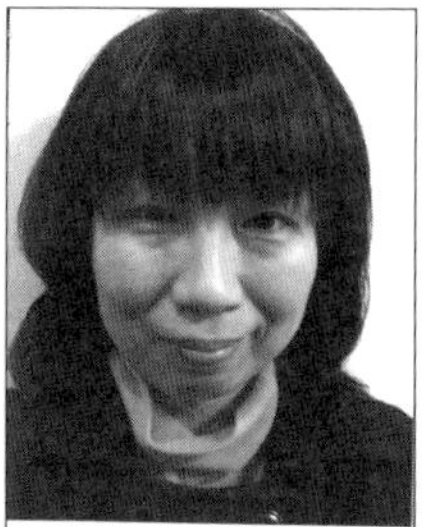
2013年2月23日手術に備えてカット

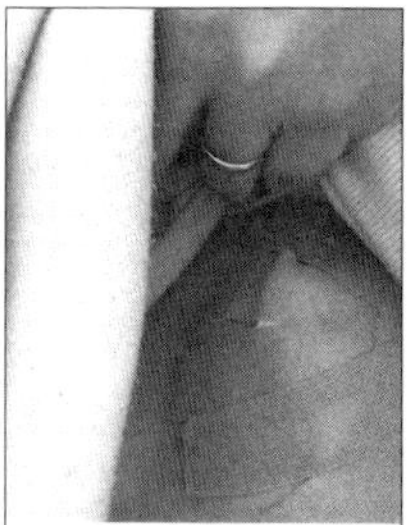
2013年2月25日 針穿孔

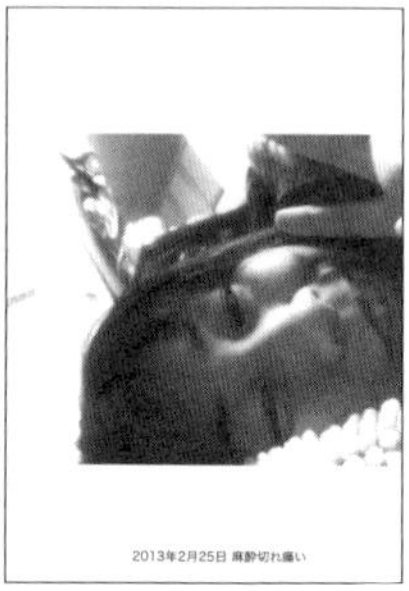
2013年2月25日 麻酔切れ痛い

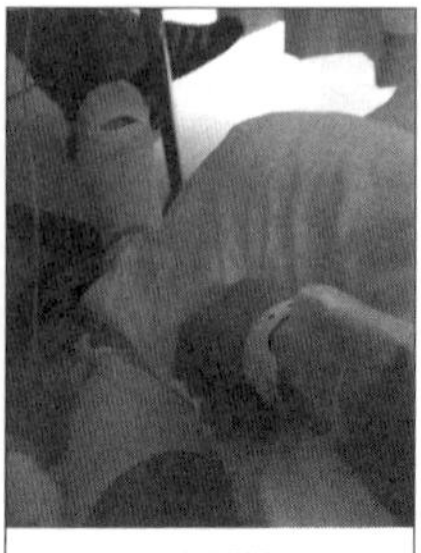
2013年3月12日手術翌日

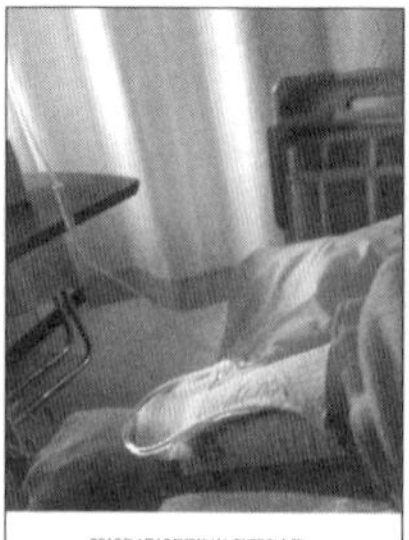
2013年4月15日初抗がん剤(FEC)入院

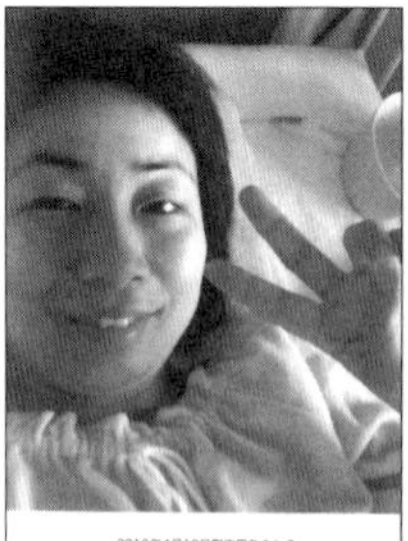
2013年4月16日副作用あらわる

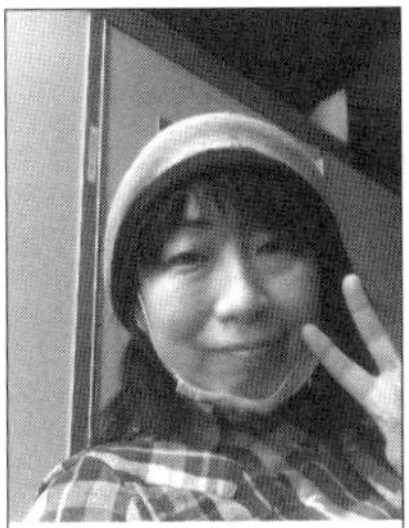
2013年5月1日

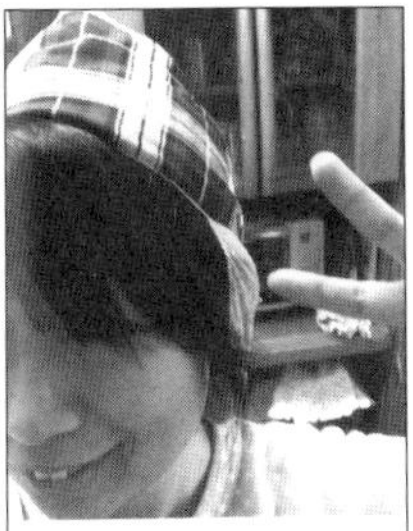
2013年4月29日ぼちぼち髪の毛抜け始める

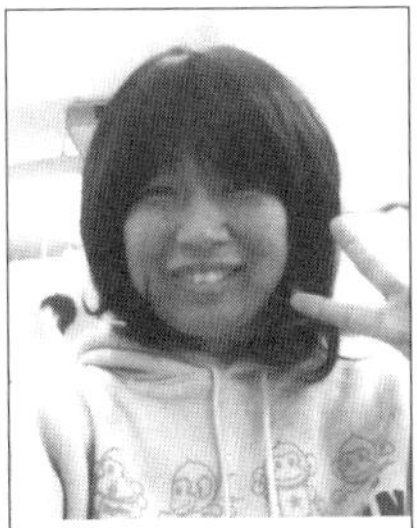
2013年4月25日美容院で購入、カツラ合わせ

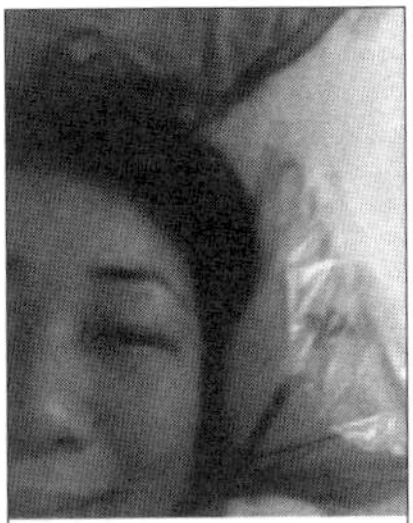
微熱と吐き気

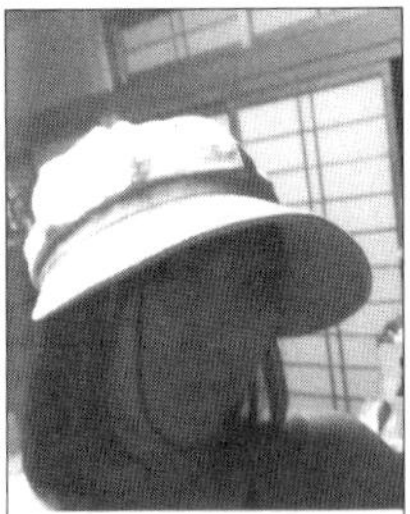
2013年5月22日下半分のみカツラ&帽子で

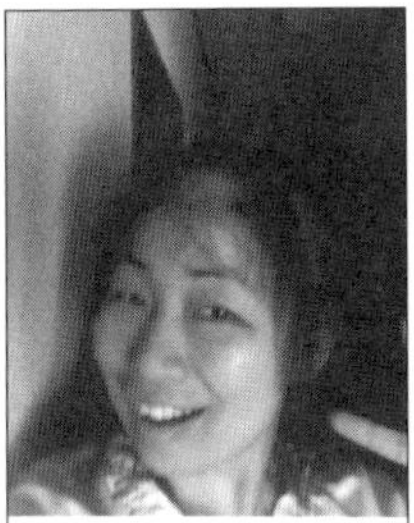
2013年5月8日

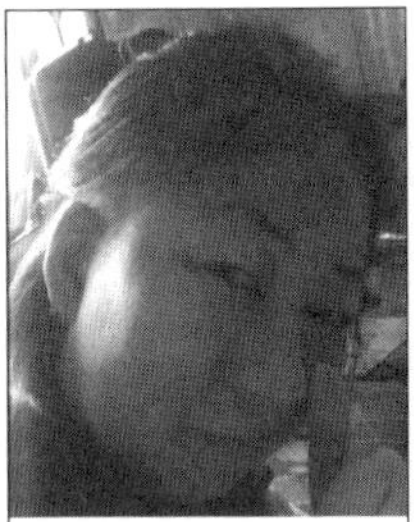
2013年5月5日髪の毛少なくなりましたー

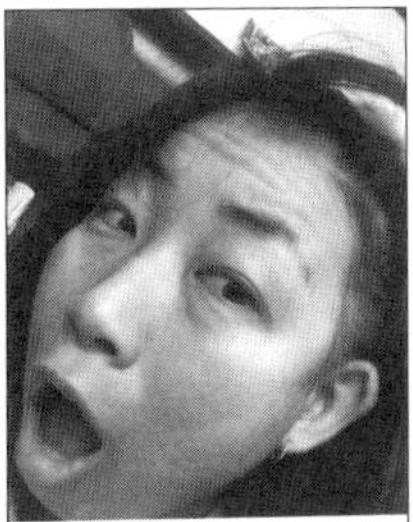
じわじわと抜け落ちる

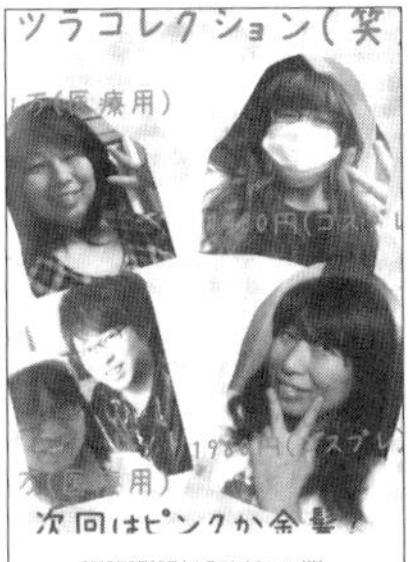

2013年8月18日カツラコレクション（笑）

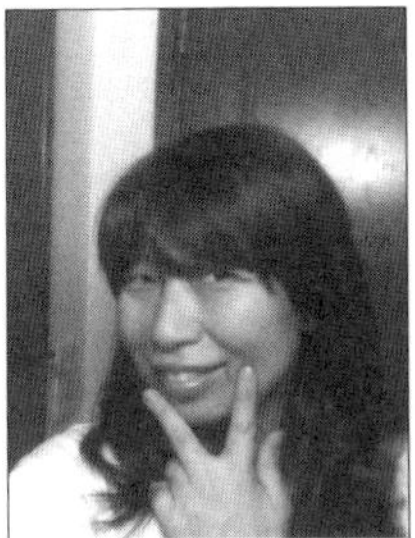
2013年8月14日ロングカツラ

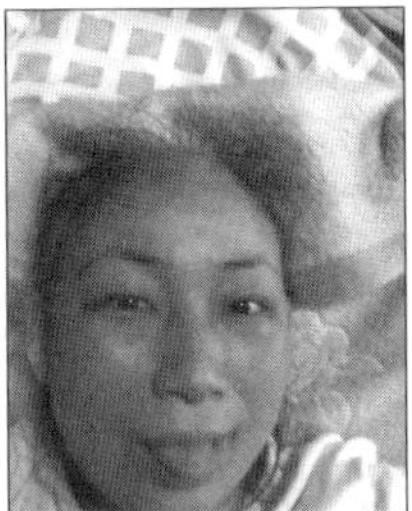
2013年6月18日いよいよハゲへ

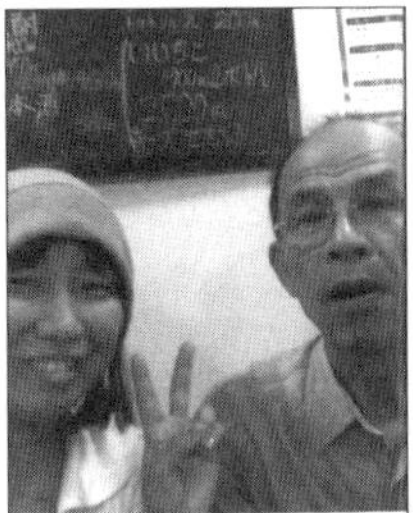
2013年6月15日心配の父と

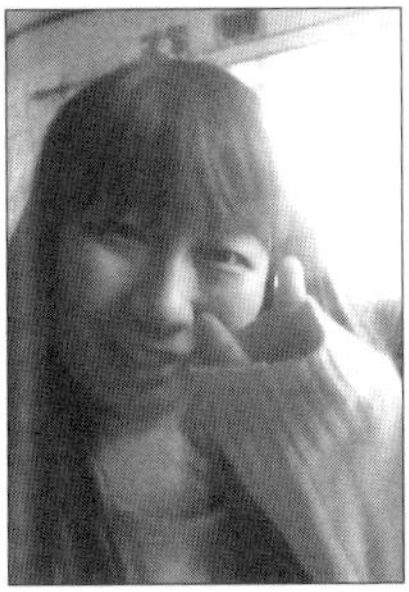

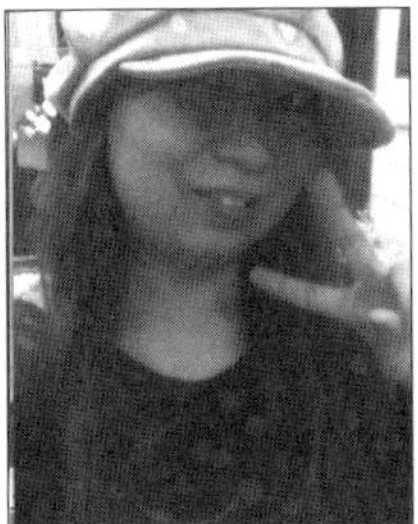
2013年10月22日カツラpart3

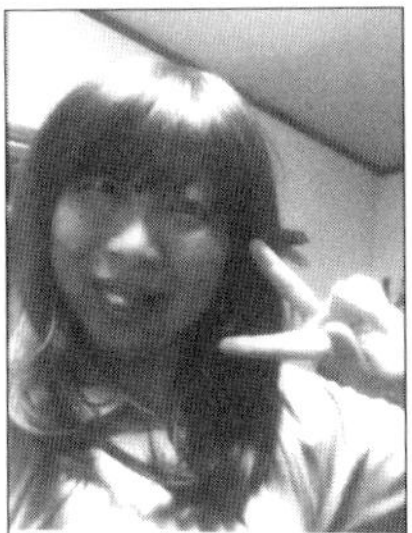
2013年10月9日カツラpart2

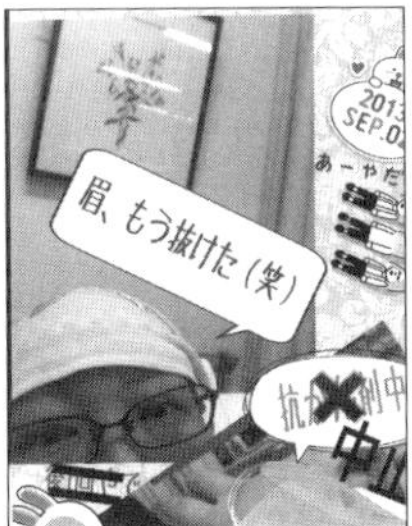

2013年9月2日抗がん剤なう

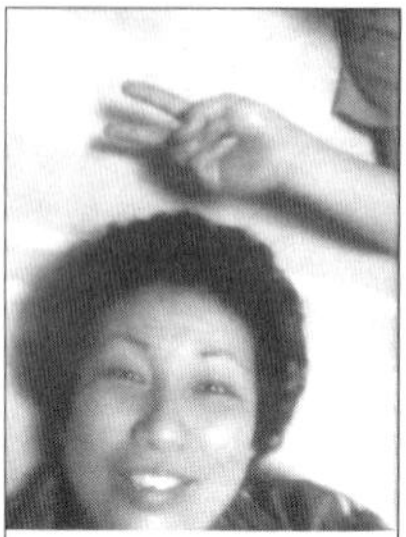
2014年4月29日もっさもっさ生え過ぎ（笑）

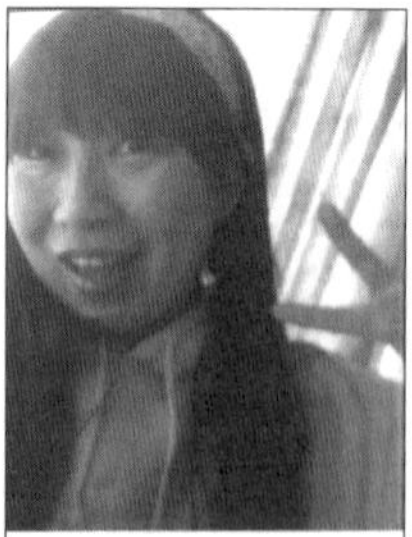
2013年12月13日カツラpart5

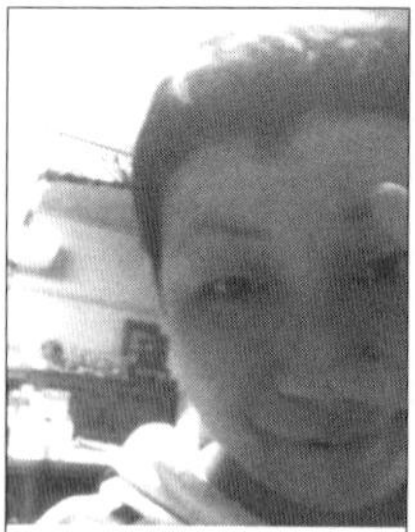
2014年1月13日生え始め♡

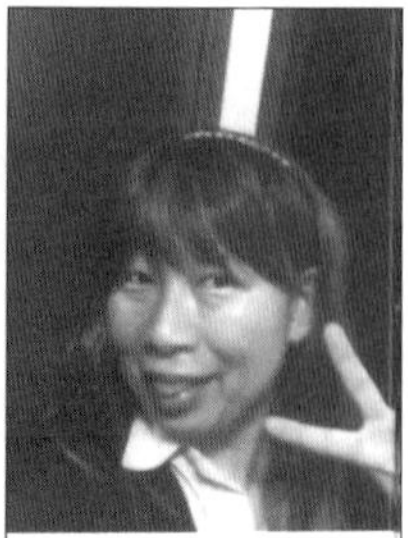
2013年11月7日カツラpart4

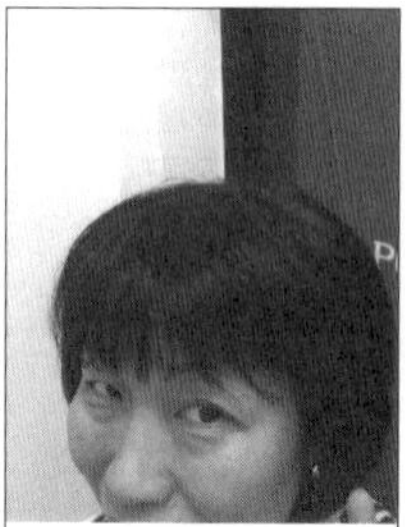
2015年3月13日美容院

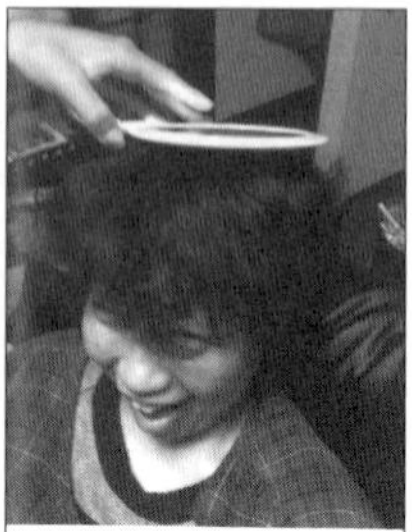
2014年10月19日いじられオカン

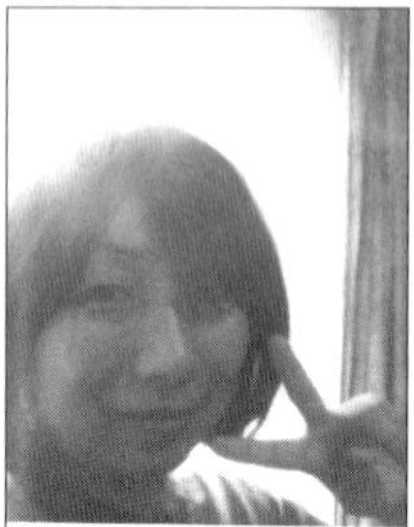
2014年7月24日カツラpart6

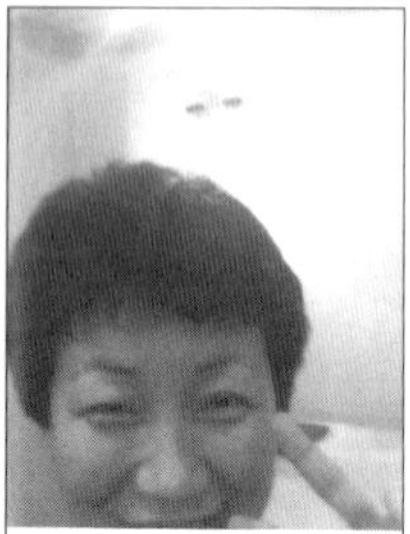
2014年5月13日二年ぶりの美容院！

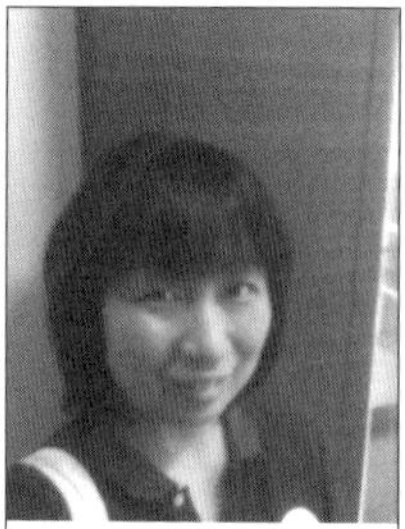
2015年8月28日

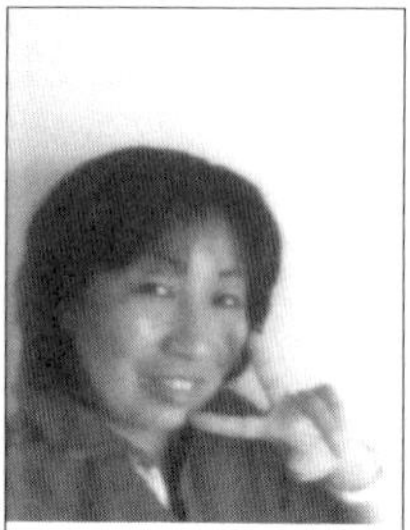
2015年8月2日福井県へ関ジャニライブじゃ！

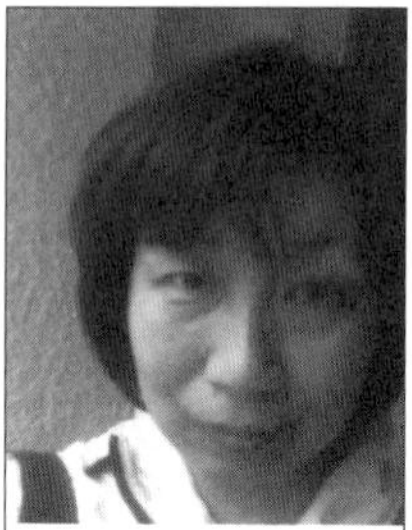
2015年6月26日ストレパ&白髪染め！

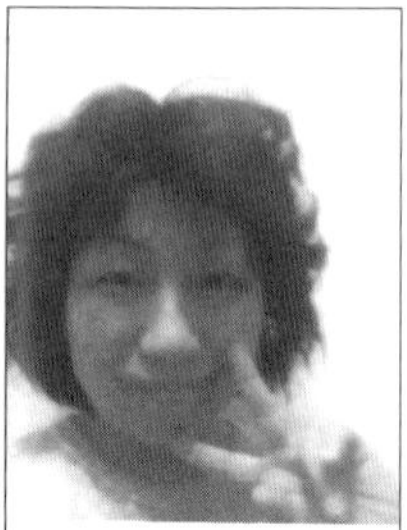
2015年5月12日伸びてくるとこんなもっさもっさ

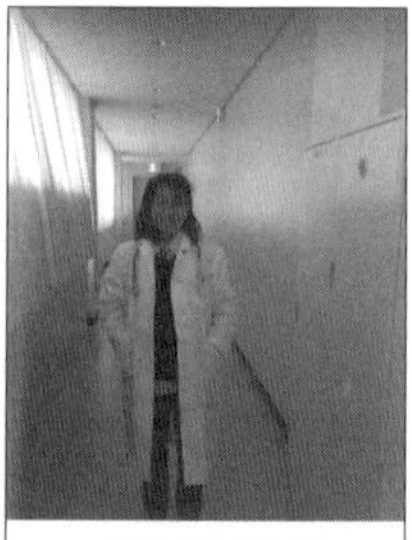
2016年1月24日たんぽぽの劇で医師役

参加者プロフィール

川淵　一江

一九七三年三月十日、兵庫県生まれ。ろう者の親をもつろう者でデフファミリー出身。手話を言語とした家庭で育つ。現在はろう夫と聴息子二人で暮らす。二〇一三年三月上旬乳がん発覚。三月十二日乳がん温存手術。トリプルネガティブタイプの乳がん。五月から抗がん剤投与始まる（FECとドセタキセル）。その後放射線治療を開始。二〇一八年三月で五年生存率クリア！　現在は経過観察中。現在の仕事内容は、事務（おもにデータ入力）。今年で三年目になるが、職場のみなさんの理解があり働きやすい現場。

江木　洋子

一九五四年八月九日、三重県生まれ。両親がろうあ者だったため手話ができる。一九八二年に市立伊丹病院に看護師として就職。手話を言語とする聴覚障がい者の患者へ手話通訳を可能な限り行う。「通訳者がいなければ、命に関わることが起こり得る。何か良い方法はないか」と模索するなか、ろう者からの「サークルの立ちあげに協力する」という声や、周りの看護師からも「私も手話を覚えたい」という声が上がり、一九八五年に「手話サークルたんぽぽ」設立。サークル活動が院内で認められ、二〇一一年からは直接採用の手話通訳士が配置された。ろう者からは「市立伊丹病院には手話通訳者がいるので心強い」という声が聞かれている。二〇一五年三月末日定年退職。現在もサークル活動を続ける。また、伊丹市の手話派遣登録者として、主に医療機関への通訳派遣依頼を受けている。

寺嶋 久枝

大阪市立ろう学校卒業後、一般企業で就労。地域の手話講習会などで手話の指導を始める。二〇〇九年十月、右胸にしこりがあることがわかり検査したところがんであることが発覚。十一月に手術により右胸全摘出。がんは五㎝を超えていた。以降、ろう者が入院した時に通訳を利用しにくいという問題について考え始める。現在、某病院で事務員として就業するとともに、手話指導も続けている。

寺嶋 幸司

手話通訳士。高校入学時、日本で初めて公立一般校に赴任したろう教師を恩師とし手話を始める。大学入学と同時に学内における講義情報保障通訳を始め十九歳で大阪府の手話通訳者として登録。以降、手話通訳者としての活動とともに手話通訳者の養成に携わる。高等教育における講義保障の現状、大阪府における聴覚障がい者の情報保障制度についての調査・分析、手話通訳制度の現状と課題等について手話通訳者の全国大会等で報告。大阪手話サークル連絡会副会長、大阪府手話通訳者養成講座講師、相愛大学非常勤講師、大阪人間科学大学非常勤講師、枚方市手話通訳専門相談員を務め、二〇一一年医療通訳士協議会の協力を受け、枚方市に医療通訳制度を実現させるための運動を始める。枚方市は二〇一五年度六月より医療通訳士派遣制度をスタート。二〇一六年から英語、中国語、ポルトガル語、スペイン語、朝鮮語の五言語による体制となる。

二〇〇三年「アジア太平洋障害者の十年最終年ハイレベル政府間会合」、二〇一四年「ＩＭＩＡ（国際医療通訳者協会）アジアシンポジウム」、二〇一五年「平成二六年度外国人の受入れと社会統合のための国際ワークショップ」等の手話通訳を担当。二〇一四年枚方市の医療通訳制度の実現に寄与したことによりＩＭＩＡ日本より Advocacy Award を受賞。現在、某就労移行支援事業所に勤務。ＩＭＩＡ日本手話分科会長。聴覚障がい者の妻と三匹のネコが家族。

ろう者の闘病体験談

2019年2月4日　初版第1刷発行

著　　者　川淵 一江　江本 洋子　寺嶋 久枝　寺島 幸司
監　　修　星湖舎編集部
発 行 者　金井 一弘
発 行 所　株式会社 星湖舎
〒 543-0002
大阪市天王寺区上汐 3-6-14-303
電話 06-6777-3410　FAX 06-6772-2392
編　　集　田谷 信子
装丁・DTP　藤原 日登美
印刷・製本　株式会社 国際印刷出版研究所
資料提供　市立伊丹病院

ISBN 978-4-86372-103-6